A cura que vem dos chás

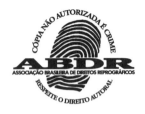

Dados Internacionais de Catalogação na Publicação (CIP)
(Câmara Brasileira do Livro, SP, Brasil)

Soares, Carlos Alves
   A cura que vem dos chás / Carlos Alves Soares.
2. ed. revista e atualizada. – Petrópolis, RJ : Vozes, 2007.
(Coleção Medicina Alternativa)

   5ª reimpressão, 2022.

   ISBN 978-85-326-3343-9

   1. Chá – Uso terapêutico I. Título.

06-3493   CDD-615.321

Índices para catálogo sistemático:
   1. Chás : Poder de cura : Terapêutica
   615.321

Carlos Alves Soares

A cura que vem dos chás

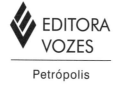

EDITORA VOZES
Petrópolis

© 2006, Editora Vozes Ltda.
Rua Frei Luís, 100
25689-900 Petrópolis, RJ
www.vozes.com.br
Brasil

Todos os direitos reservados. Nenhuma parte desta obra poderá ser reproduzida ou transmitida por qualquer forma e/ou quaisquer meios (eletrônico ou mecânico, incluindo fotocópia e gravação) ou arquivada em qualquer sistema ou banco de dados sem permissão escrita da editora.

CONSELHO EDITORIAL

Diretor
Gilberto Gonçalves Garcia

Editores
Aline dos Santos Carneiro
Edrian Josué Pasini
Marilac Loraine Oleniki
Welder Lancieri Marchini

Conselheiros
Francisco Morás
Ludovico Garmus
Teobaldo Heidemann
Volney J. Berkenbrock

Secretário executivo
Leonardo A.R.T. dos Santos

Editoração: Fernando Sergio Olivetti da Rocha
Diagramação e capa: AG.SR Desenv. Gráfico

ISBN 978-85-326-3343-9

Este livro foi composto e impresso pela Editora Vozes Ltda.

Agradecimento especial
A Deus, por ter me permitido escrever este livro dedicado a todos os que acreditam nos poderes curativos dos chás.

Agradecimento
A todos os que colaboraram direta ou indiretamente na elaboração deste livro.

Dedicatória
Aos meus pais, *in memoriam*.

À minha esposa Maria Helena e meus filhos Ely Carlos e Edy Márcio.

Ao meu irmão Edson Sá.

Ao Prof. Abreu Matos, criador do Projeto Farmácias Vivas.

À Dra. Isabel Cristina Cavalcanti Carlos, que me acolheu no Centro Estadual de Fitoterapia.

À Dra. Regina Flávia de Castro Almeida, que sempre acreditou no meu trabalho.

Sumário

Introdução, 9

I - Chás simples por infusão, 11

II - Chás simples por cozimento, 69

III - Chás simples por maceração, 97

IV - Chás compostos, 103

V - Chás com mel, 137

VI - Chás de caixinhas, 145

VII - Chás aperitivos, 157

VIII - Informações aos usuários dos tratamentos com os chás, 161

Anexo, 177

    Outros nomes populares das plantas medicinais constantes deste livro, 179

    Bibliografia consultada, 185

    Chás e suas indicações, 191

    Indicações, males e seus respectivos chás, 203

Índice geral, 239

Introdução

Este livro, *A cura que vem dos chás*, é dirigido a todos os que acreditam nos poderes curativos dos chás. Nele você encontrará valioso receituário de chás com diferentes tipos de plantas validadas como medicinais através da comprovação de sua eficácia e segurança terapêutica e com diferentes formulações para tratar e prevenir várias doenças.

O livro é dividido em capítulos. O primeiro é dedicado aos chás simples por infusão, o segundo aos chás simples por cozimento, o terceiro aos chás simples por maceração, o quarto aos chás compostos, o quinto aos chás com mel, o sexto aos chás de caixinhas, o sétimo dedicado aos chás aperitivos. O último capítulo enfocando as regras gerais sobre os chás. Ele se encerra com um anexo rico em informações e com a lista das obras consultadas (bibliografia), pois tudo foi organizado em conformidade com suas informações.

Cada receituário do livro contém uma série de informações: a) O nome da planta medicinal indicada juntamente com o seu nome científico, para evitar confusões; b) a forma do chá: infusão, cozimento ou maceração; c) a forma de uso do chá; d) a parte da planta medicinal utilizada; e) a explicação detalhada de como fazer o chá; f) a indicação; g) a posologia; h) as contraindicações ao uso do chá, quando necessário.

A cura que vem dos chás

A forma detalhada do receituário e a linguagem simples e acessível têm como objetivo estimular a forma correta no uso das plantas medicinais e substituir as inúmeras receitas empíricas, ressaltando a importância de se respeitar as doses recomendadas em cada receituário para obtenção do resultado esperado.

Este receituário é fruto de vários anos de trabalho dedicado ao estudo das propriedades terapêuticas das plantas medicinais e a publicação deste livro é a realização de um sonho de colocar ao alcance de todos a possibilidade de se beneficiarem com a cura que vem dos chás.

> **As receitas aqui apresentadas não substituem nem dispensam as consultas médicas.**

Capítulo I
Chás simples por infusão

 Abacateiro *(Persea gratissima)*

CHÁ DO ABACATEIRO

Forma do chá: Infusão.

Forma de uso: Para uso oral.

Material utilizado: As folhas secas ou os botões florais ou as folhas novas ou o caroço após tostado e moído sob a forma de pó.

Modo de preparar - 1:
1) Colocar uma colher das de sobremesa de folhas secas picadas dentro de uma xícara das de chá.
2) Adicionar água fervente.
3) Cobrir.
4) Deixar amornar até chegar à temperatura apropriada para beber.
5) Coar.

Quando e como usar o chá por infusão do abacateiro

Indicação: Retenção urinária, afecções renais, cistite, uretrite, ação diurética, icterícia, excesso de ácido úrico.

Modo de usar: Tomar uma xícara de chá de manhã e outra à tarde, antes das 17h, pelo tempo necessário à cura.

Indicação: Reumatismo.

Modo de usar: Tomar duas ou três xícaras de chá ao dia.

No chá das folhas do abacateiro é recomendado usar folhas secas, porque as verdes são estimulantes e aumentam as palpitações cardíacas.

Modo de preparar - 2:

1) Colocar uma colher das de sopa de folhas novas dentro de uma xícara das de chá.
2) Adicionar água fervente.
3) Cobrir.
4) Deixar amornar até chegar à temperatura apropriada para beber.
5) Coar.

Quando e como usar o chá por infusão do abacateiro

Indicação: Insuficiência hepática, problema na bílis.

Modo de usar: Tomar uma xícara de chá em jejum e outra meia hora antes do almoço.

Modo de preparar - 3:

1) Colocar uma colher das de chá de botões florais dentro de uma xícara das de chá.
2) Adicionar água fervente.
3) Cobrir.
4) Deixar amornar até chegar à temperatura apropriada para beber.
5) Coar.

Capítulo I – Chás simples por infusão

Quando e como usar o chá por infusão do abacateiro

Indicação: Ausência de menstruação, impotência sexual.

Modo de usar: Tomar uma xícara de chá duas a quatro vezes ao dia.

Modo de preparar - 4:
1) Colocar duas colheres das de café do pó do caroço dentro de uma xícara das de chá.
2) Adicionar água fervente.
3) Cobrir.
4) Deixar amornar até chegar à temperatura apropriada para beber.
5) Coar.

Quando e como usar o chá por infusão do abacateiro

Indicação: Diarreia de adultos.

Modo de usar: Tomar uma xícara de chá três vezes ao dia.

Contraindicação: Não consta da literatura consultada, porém não se deve ultrapassar a dosagem.

 Açafroa *(Curcuma longa)*

CHÁ DA AÇAFROA

Forma do chá: Infusão.
Forma de uso: Para uso oral.
Material utilizado: Os rizomas ou pó dos rizomas.
Modo de preparar:
1) Colocar uma colher das de chá de rizoma fatiado ou meia colher das de chá de pó em uma xícara das de chá.
2) Adicionar água fervente.

3) Cobrir.
4) Deixar esfriar.
5) Coar.

Quando e como usar o chá por infusão da açafroa

Indicação: Prisão de ventre habitual por mau funcionamento da vesícula, intestino preguiçoso, excesso de colesterol.

Modo de usar: Tomar uma xícara de chá pela manhã, em jejum, e outra antes do almoço, pelo tempo necessário à cura.

Indicação: Perturbação digestiva, problema do fígado, problema na bílis, flatulência, afecções renais, icterícia, cálculo biliar.

Modo de usar: Tomar uma xícara de chá duas vezes ao dia, pelo tempo necessário à cura.

Indicação: Reumatismo.

Modo de usar: Tomar uma ou duas xícaras de chá ao dia nas crises e acompanhado de um tratamento tópico.

Indicação: Gastrite.

Modo de usar: Tomar uma xícara de chá em jejum e outra antes do almoço.

Indicação: Aumentar o muco protetor do revestimento do estômago, diminuir o risco de úlceras devido ao estresse ou medicamentos, ajudar o organismo a desintoxicar-se de substâncias potencialmente causadoras de câncer.

Modo de usar: Tomar uma ou duas xícaras de chá quando necessário.

Contraindicação: O chá deve ser evitado por mulheres grávidas, em período de lactação, pessoas com obstrução das vias biliares e crianças menores de 4 anos.

Precaução: O chá com dose acima do recomendado pode causar alteração no sistema nervoso e provocar aborto.

 Alecrim *(Rosmarinus officinalis)*

CHÁ DO ALECRIM

Forma do chá: Infusão.

Forma de uso: Para uso oral.

Matcrial utilizado: As folhas.

Modo de preparar:

1) Colocar uma colher das de sobremesa de folhas secas dentro de uma xícara das de chá.
2) Adicionar água fervente.
3) Cobrir.
4) Deixar esfriar.
5) Coar.

Quando e como usar o chá por infusão do alecrim

Indicação: Gases estomacais, flatulência, icterícia, ação diurética, problema na bílis.

Modo de usar: Tomar uma ou duas xícaras de chá no decorrer do dia, até o desaparecimento dos sintomas.

Indicação: Má digestão.

Modo de usar: Tomar uma xícara de chá após as principais refeições.

Indicação: Dor de cabeça de origem estomacal, enxaqueca.

Modo de usar: Tomar uma xícara de chá quando necessário.

Indicação: Falta de apetite.

Modo de usar: Tomar uma xícara antes das refeições.

Indicação: Cólicas menstruais.

Modo de usar: Tomar duas ou três xícaras de chá, de meia em meia xícara, ao dia.

Indicação: Pressão baixa.

Modo de usar: Tomar duas ou três xícaras de chá quando necessário.

Contraindicação: O chá deve ser evitado por mulheres grávidas, em período de lactação, menores de 12 anos, epilépticos, pessoas com pressão arterial alta ou com diarreia e as pessoas que sofrem de distúrbios prostáticos e dermatológicos.

Precaução: O chá com excesso de dose pode provocar intoxicação com aparecimento de sono profundo, espasmos, gastroenterite, sangue na urina e irritação nervosa. O chá tomado durante a noite pode alterar o sono. O uso prolongado do chá do alecrim pode provocar problemas nos rins e intestinos.

 Alfavaca-cravo *(Ocimum gratissimum)*

CHÁ DA ALFAVACA-CRAVO

Forma do chá: Infusão.

Forma de uso: Para uso oral.

Material utilizado: As folhas.

Modo de preparar:

1) Colocar dez folhas em uma xícara das de chá.

2) Adicionar água fervente.

3) Cobrir.

4) Deixar esfriar.

5) Coar.

Capítulo I – Chás simples por infusão

Quando e como usar o chá por infusão da alfavaca-cravo

Indicação: Flatulência, gases estomacais.

Modo de usar: Tomar duas ou três xícaras de chá ao dia. Repetir o tratamento pelo tempo necessário à cura.

Indicação: Má digestão.

Modo de usar: Tomar uma xícara de chá após as principais refeições.

Indicação: Ação diurética, pressão alta leve ou moderada.

Modo de usar: Tomar duas ou três xícaras de chá ao dia. Repetir o tratamento e fazer o controle da pressão.

Contraindicação: Não consta da literatura consultada, porém não se deve ultrapassar a dosagem.

 Alfazema *(Lavandula officinalis)*

CHÁ DA ALFAZEMA

Forma do chá: Infusão.

Forma de uso: Para uso oral.

Material utilizado: As sumidades floridas.

Modo de preparar:

1) Colocar uma colher das de sobremesa de sumidades floridas secas em uma xícara das de chá.

2) Adicionar água fervente.

3) Cobrir.

4) Deixar amornar até chegar à temperatura apropriada para beber.

5) Coar.

Quando e como usar o chá por infusão da alfazema

Indicação: Flatulência, gases estomacais, cólicas estomacais.
Modo de usar: Tomar o chá duas ou três vezes ao dia, pelo tempo necessário à cura.

Indicação: Ansiedade, nervosismo, depressão.
Modo de usar: Tomar duas ou três xícaras de chá no decorrer do dia.

Indicação: Cistite, retenção urinária, inflamação do intestino grosso.
Modo de usar: Tomar três xícaras de chá ao dia, enquanto persistirem os sintomas.

Indicação: Estimulante do sono.
Modo de usar: Tomar uma xícara de chá à noite para induzir ao sono.

Indicação: Dor de cabeça de origem estomacal, enxaqueca, tonturas de origem nervosa.
Modo de usar: Tomar uma xícara de chá quando necessário.

Indicação: Falta de apetite.
Modo de usar: Tomar uma xícara de chá antes das refeições.

Contraindicação: O chá deve ser evitado por mulheres grávidas ou que estejam amamentando e pessoas com úlcera gástrica.

Precaução: O chá em dose excessiva pode irritar o estômago, além de causar sonolência e até convulsões.

Capítulo I – Chás simples por infusão

 Aluman *(Vernonia condensata)*

CHÁ DO ALUMAN

Forma do chá: Infusão.
Forma de uso: Para uso oral.
Material utilizado: As folhas.
Modo de preparar:
1) Colocar duas folhas picadas ou uma colher das de sopa de folhas picadas dentro de uma xícara das de chá.
2) Adicionar água fervente.
3) Cobrir.
4) Deixar amornar até chegar à temperatura apropriada para beber.
5) Coar.

Quando e como usar o chá por infusão do aluman

Indicação: Distúrbios do fígado, distúrbios do estômago, cólicas hepáticas, cálculo biliar, inflamação do intestino.
Modo de usar: Tomar uma xícara de chá pela manhã e outra trinta minutos antes das principais refeições, pelo tempo necessário à cura.

Indicação: Diarreia alimentar.
Modo de usar: Tomar duas ou três xícaras de chá ao dia, ingeridos de meia em meia xícara no decorrer do dia.

Indicação: Má digestão.
Modo de usar: Tomar uma xícara de chá após as principais refeições.

Indicação: Ressaca alcoólica.
Modo de usar: Tomar até duas xícaras de chá quando necessário.

Indicação: Inflamação na vesícula, insuficiência hepática.
Modo de usar: Tomar uma xícara de chá depois das principais refeições durante o tempo necessário.

Indicação: Falta de apetite.
Modo de usar: Tomar uma xícara de chá duas vezes ao dia.

Indicação: Excesso de colesterol.
Modo de usar: Tomar uma xícara de chá duas vezes ao dia, quando necessário.

Indicação: Flatulência, dor de estômago, prisão de ventre ocasional.
Modo de usar: Tomar até duas ou três xícaras de chá quando necessário.

Contraindicação: O chá deve ser evitado por mulheres grávidas, em período de lactação, e pessoas com doença grave no fígado.

Precaução: Não se aconselha o uso prolongado do chá do aluman.

 Arruda *(Ruta graveolens)*

CHÁ DA ARRUDA

Forma do chá: Infusão.
Forma de uso: Para uso oral.
Material utilizado: As folhas.
Modo de preparar:
1) Colocar uma colher das de sobremesa de folhas em uma xícara das de chá.
2) Adicionar água fervente.
3) Cobrir.

Capítulo I – Chás simples por infusão

4) Deixar amornar até chegar à temperatura apropriada para beber.

5) Coar.

Quando e como usar o chá por infusão da arruda

Indicação: Restaurar o fluxo menstrual.

Modo de usar: Tomar três vezes ao dia, durante 2 ou 3 dias antes da menstruação. As doses para a preparação do chá não devem ser aumentadas.

Contraindicação: O chá deve ser ministrado com muito cuidado, pois pode provocar hemorragias e complicações mais graves.

Precaução: O chá da arruda é abortivo.

 Artemísia *(Artemisia vulgaris)*

CHÁ DA ARTEMÍSIA

Forma do chá: Infusão.

Forma de uso: Para uso oral.

Material utilizado: As folhas e inflorescências.

Modo de preparar:

1) Colocar 10 a 15 folhas ou uma colher das de chá de folhas e inflorescências picadas em uma xícara das de chá.

2) Adicionar água fervente.

3) Cobrir.

4) Deixar amornar até chegar à temperatura apropriada para beber.

5) Coar.

Quando e como usar o chá por infusão da artemísia

Indicação: Ausência de menstruação, menstruação difícil.

Modo de usar: Começar a tomar duas xícaras de chá uma semana antes da menstruação.

Indicação: Cólicas menstruais.

Modo de usar: Tomar uma xícara de chá duas ou três vezes ao dia.

Indicação: Dor de estômago, gases estomacais, problema na bílis, icterícia.

Modo de usar: Tomar uma xícara de chá duas ou três vezes ao dia.

Indicação: Epilepsia, convulsão, histeria.

Modo de usar: Tomar uma xícara de chá duas ou três vezes ao dia.

Contraindicação: O chá deve ser evitado por mulheres grávidas ou que estejam amamentando, crianças menores de 2 anos e pessoas com problemas hepáticos e renais.

 Assa-peixe *(Vernonia polyanthes)*

CHÁ DO ASSA-PEIXE

Forma do chá: Infusão.

Forma de uso: Para uso oral.

Material utilizado: As folhas.

Modo de preparar - 1:

1) Colocar três colheres das de sopa de folhas frescas picadas em um litro de água fervente.

2) Cobrir.

3) Deixar amornar até chegar à temperatura apropriada para beber.

4) Coar.

Capítulo I – Chás simples por infusão

Quando e como usar o chá por infusão do assa-peixe
Indicação: Cálculo renal.
Modo de usar: Tomar à vontade durante o dia até às 17h.

Modo de preparar - 2:
1) Colocar uma colher das de sopa de folhas em uma xícara das de chá.
2) Adicionar água fervente.
3) Cobrir.
4) Deixar amornar até chegar à temperatura apropriada para beber.
5) Coar.

Quando e como usar o chá por infusão do assa-peixe
Indicação: Tosse noturna, bronquite.
Modo de usar: Tomar uma a três xícaras de chá ao dia.

Contraindicação: Não consta da literatura consultada, porém não se deve ultrapassar a dosagem.

 Boldo-do-chile *(Peumus boldus)*

CHÁ DO BOLDO-DO-CHILE

Forma do chá: Infusão.
Forma de uso: Para uso oral.
Material utilizado: As folhas.
Modo de preparar - 1:
1) Colocar uma colher das de sobremesa de folhas secas picadas dentro de uma xícara das de chá.
2) Adicionar água fervente.
3) Cobrir.
4) Deixar amornar até chegar à temperatura apropriada para beber.
5) Coar.

Quando e como usar o chá por infusão do boldo-do-chile

Indicação: Afecções do fígado, cólicas hepáticas, evitar pedra na vesícula, problema na bílis, insuficiência hepática, dor biliar, transtorno gastrointestinal em geral, ação diurética, excesso de ácido úrico.

Modo de usar: Tomar uma xícara de chá antes das refeições e à noite, ao deitar. Repetir o tratamento pelo tempo necessário à cura.

Indicação: Diarreia em adultos.

Modo de usar: Tomar várias vezes meia xícara de chá em intervalos curtos, enquanto persistir a diarreia.

Indicação: Cálculo biliar, inflamação da vesícula biliar, icterícia.

Modo de usar: Tomar duas ou três xícaras de chá ao dia por três semanas seguidas, ou pelo tempo necessário à cura.

Indicação: Intestino preguiçoso.

Modo de usar: Tomar duas xícaras de chá ao dia nos intervalos das refeições.

Indicação: Estimulante do sono.

Modo de usar: Tomar uma xícara de chá à noite para induzir ao sono.

Indicação: Má digestão.

Modo de usar: Tomar uma xícara de chá após as principais refeições.

Indicação: Gases estomacais.

Modo de usar: Tomar uma xícara de chá duas ou três vezes ao dia.

Capítulo I – Chás simples por infusão

Indicação: Falta de apetite.
Modo de usar: Tomar uma xícara de chá antes das refeições.

Indicação: Gota.
Modo de usar: Tomar uma xícara de chá duas ou três vezes ao dia.

Indicação: Enxaqueca de origem hepática, dificuldade de digerir os alimentos.
Modo de usar: Tomar uma ou duas xícaras de chá quando necessário.

Indicação: Ressaca alcoólica.
Modo de usar: Tomar até duas xícaras de chá, quando necessário.

Modo de preparar - 2:
1) Colocar duas colheres das de sopa de folhas secas picadas em um litro de água fervente.
2) Cobrir.
3) Deixar amornar até chegar à temperatura apropriada para beber.
4) Coar.

Quando e como usar o chá por infusão do boldo-do-chile

Indicação: Auxiliar no regime de emagrecimento.
Modo de usar: Tomar o chá ao longo do dia.

Contraindicação: O chá deve ser evitado por mulheres grávidas, em período de lactação, pessoas com oclusão das vias biliares e hepatopatia grave.
Precaução: O chá na dose acima do recomendado pode causar abortos, hemorragia interna, produzir ação hipnótica e alucinações visuais.

Atenção: Este é o verdadeiro boldo, sendo uma planta do Chile cujas folhas são encontradas no comércio. A malva-santa e o aluman também têm as folhas amargas e recebem a mesma denominação de boldo, mas estas plantas medicinais têm as propriedades medicinais diferentes.

 Cajueiro-vermelho *(Anacardium occidentale)*

CHÁ DO PÓ DO CAJUEIRO-VERMELHO

Forma do chá: Infusão.

Forma de uso: Para uso oral.

Material utilizado: O pó da casca.

Modo de preparar:

1) Colocar uma colher das de chá de pó da casca em uma xícara das de chá.

2) Adicionar água fervente.

3) Cobrir.

4) Deixar amornar até chegar à temperatura apropriada para beber.

5) Coar.

Quando e como usar o chá por infusão do cajueiro-vermelho

Indicação: Diabetes de adultos.

Modo de usar: Tomar uma xícara de chá duas vezes ao dia. Repetir o tratamento. Fazer o controle da glicose e não substituir o tratamento convencional.

Contraindicação: Não consta da literatura consultada, porém não se deve ultrapassar a dosagem.

Capítulo I – Chás simples por infusão

 Camomila *(Matricaria chamomilla)*

CHÁ DA CAMOMILA

Forma do chá: Infusão.
Forma de uso: Para uso oral.
Material utilizado: As flores.
Modo de preparar - 1:
1) Colocar uma colher das de sobremesa de flores secas dentro de uma xícara das de chá.
2) Adicionar água fervente.
3) Cobrir.
4) Esperar amornar até chegar à temperatura apropriada para beber.
5) Coar.

Quando e como usar o chá por infusão da camomila

Indicação: Cólicas estomacais, cólicas intestinais, gases estomacais, inflamação intestinal, nefrite, regularizar as funções do aparelho digestivo, inflamação do intestino, dor no estômago, dor no intestino, flatulência.
Modo de usar: Tomar duas ou três xícaras de chá ao dia, pelo tempo necessário à cura.

Indicação: Diarreia em adultos.
Modo de usar: Tomar várias vezes meia xícara de chá em intervalos curtos, enquanto persistir a diarreia.

Indicação: Cistite.
Modo de usar: Tomar duas xícaras de chá por dia durante três semanas.

Indicação: Prisão de ventre ocasional.
Modo de usar: Tomar duas ou três xícaras de chá no decorrer do dia, pelo tempo necessário à cura.

Indicação: Má digestão.
Modo de usar: Tomar uma xícara de chá após as principais refeições.

Indicação: Tensões pré-menstruais.
Modo de usar: Tomar duas xícaras de chá uma semana antes da menstruação.

Indicação: Transtornos da menopausa.
Modo de usar: Uma semana antes da menstruação, tomar duas xícaras de chá ao dia para auxiliar e regularizar o ciclo menstrual, facilitando o processo da menopausa e aliviando os sintomas.

Indicação: Dor durante a menstruação.
Modo de usar: Tomar duas xícaras de chá no decorrer do dia, quando necessário.

Indicação: Náuseas, enjoos.
Modo de usar: Tomar meia xícara de chá em pequenos intervalos, enquanto persistirem os sintomas.

Indicação: Dor de cabeça decorrente da gripe.
Modo de usar: Tomar uma ou duas xícaras de chá no decorrer do dia.

Indicação: Febre.
Modo de usar: Tomar meia xícara de chá em pequenos intervalos, enquanto persistir a febre.

Indicação: Estimulante do sono.
Modo de usar: Tomar uma xícara de chá à noite para induzir ao sono.

Capítulo I – Chás simples por infusão

Indicação: Nervosismo, estresse.
Modo de usar: Tomar duas ou três xícaras de chá ao dia.

Indicação: Falta de apetite.
Modo de usar: Tomar uma xícara de chá antes das refeições.

Modo de preparar - 2:

1) Colocar uma colher das de chá de flores secas de camomila dentro de uma xícara das de chá.
2) Adicionar água fervente.
3) Cobrir.
4) Deixar esfriar.
5) Coar.

Quando e como usar o chá por infusão da camomila

Indicação: Cólicas em crianças, diarreias em crianças.
Modo de usar: Tomar uma colher das de sobremesa em intervalos curtos, pelo tempo necessário à cura.

Indicação: Distúrbios relacionados à primeira dentição de crianças.
Modo de usar: Tomar o chá em pequenas doses, quando necessário.

Contraindicação: O chá deve ser evitado por mulheres grávidas ou que estejam amamentando.

Precaução: O consumo acima da dose pode causar náusea, insônia e excitação nervosa. Quem estiver realizando tratamento radioterápico também deve evitar a ingestão do chá da camomila.

Capim-santo *(Cymbopogon citratus)*

CHÁ DO CAPIM-SANTO

Forma do chá: Infusão.

Forma de uso: Para uso oral.

Material utilizado: As folhas frescas ou folhas secas.

Modo de preparar:

1) Colocar quatro folhas frescas cortadas em pequenos pedaços ou uma colher das de sopa de folhas secas picadas dentro de uma xícara das de chá.

2) Adicionar água fervente.

3) Cobrir.

4) Esperar amornar até chegar à temperatura apropriada para beber.

5) Coar.

Quando e como usar o chá por infusão do capim-santo

Indicação: Ansiedade, nervosismo, depressão, tensão nervosa.

Modo de usar: Tomar duas ou três xícaras de chá ao dia. O chá pode ser tomado com gota de limão e adoçado com mel.

Indicação: Estimulante do sono, aumentar o tempo de sono.

Modo de usar: Tomar uma xícara de chá à noite para induzir ao sono.

Indicação: Febre.

Modo de usar: Tomar meia xícara de chá em pequenos intervalos, enquanto tiver febre.

Capítulo I – Chás simples por infusão

Indicação: Cólicas menstruais.
Modo de usar: Tomar duas ou três xícaras de chá, de meia em meia xícara, durante o dia.

Indicação: Estimulante da lactação.
Modo de usar: O chá pode ser tomado à vontade.

Indicação: Cólicas estomacais, cólicas intestinais, gases estomacais, flatulência, dor de estômago, dor de barriga.
Modo de usar: Tomar até três xícaras de chá ao dia até o desaparecimento dos sintomas.

Indicação: Analgésico suave, ação diurética.
Modo de usar: Tomar duas ou três xícaras de chá quando necessário.

Indicação: Dor de cabeça de origem estomacal.
Modo de usar: Tomar uma ou duas xícaras de chá quando necessário.

Indicação: Ação digestiva.
Modo de usar: Tomar uma xícara de chá meia hora antes das refeições.

Contraindicação: O chá não deve ser tomado por mulheres grávidas.
Precaução: O chá com dose acima do recomendado pode baixar demais a pressão arterial, causando até desmaios, e nas mulheres grávidas pode causar aborto. Pode provocar azia em pessoas sensíveis.

Castanha-da-índia *(Aesculus hippocastanus)*

CHÁ DA CASTANHA-DA-ÍNDIA

Forma do chá: Infusão.

Forma de uso: Para uso oral.
Material utilizado: O pó da semente.
Modo de preparar:
1) Colocar uma colher das de café do pó da semente dentro de uma xícara das de chá.
2) Adicionar água fervente.
3) Cobrir.
4) Esperar amornar até chegar à temperatura apropriada para beber.
5) Coar.

Quando e como usar o chá por infusão da castanha-da-índia

Indicação: Varizes, hemorroidas.
Modo de usar: Tomar uma xícara de chá duas vezes ao dia.

Contraindicação: Não consta da literatura consultada, porém não se deve ultrapassar a dosagem.

 Coentro *(Coriandrum sativum)*

CHÁ DO COENTRO

Forma do chá: Infusão.
Forma de uso: Para uso oral.
Material utilizado: Os frutos-semente.
Modo de preparar:
1) Colocar oito frutos-semente dentro de uma xícara das de chá.
2) Adicionar água fervente.
3) Cobrir.
4) Deixar esfriar.
5) Coar.

Capítulo I – Chás simples por infusão

Quando e como usar o chá por infusão do coentro

Indicação: Cólicas estomacais, gases estomacais, flatulência.

Modo de usar: Tomar uma xícara de chá duas vezes ao dia. Tomar o chá pelo tempo necessário à cura.

Indicação: Má digestão.

Modo de usar: Tomar uma xícara de chá após as principais refeições.

Contraindicação: Não consta da literatura consultada, porém não se deve ultrapassar a dosagem.

Precaução: O excesso na dose pode causar lesões renais.

 Colônia *(Alpinia zerumbet)*

CHÁ DA COLÔNIA

Forma do chá: Infusão.
Forma de uso: Para uso oral.
Material utilizado: As folhas.
Modo de preparar - 1:
1) Cortar uma folha em pequenos pedaços.
2) Colocar os pedaços das folhas em uma vasilha.
3) Adicionar um litro de água fervente.
4) Cobrir.
5) Deixar esfriar.
6) Coar.
7) Guardar na geladeira para ser tomado durante o dia.

Quando e como usar o chá por infusão da colônia

Indicação: Pressão alta leve ou moderada, ação diurética, ansiedade.

Modo de usar: O chá deve ser bebido ao longo do dia como se fosse água. Ele deverá ficar com a coloração amarelada, caso contrário poderá ter havido oxidação dos princípios ativos da colônia. Preparar um novo chá todos os dias e controlar a pressão.

Modo de preparar - 2:

1) Cortar as folhas em pequenos pedaços.

2) Colocar duas colheres das de sopa de folhas picadas dentro de uma xícara das de chá.

3) Adicionar água fervente.

4) Cobrir.

5) Deixar amornar até chegar à temperatura apropriada para beber.

6) Coar.

Quando e como usar o chá por infusão da colônia

Indicação: Pressão alta leve ou moderada, ação diurética, ansiedade.

Modo de usar: Tomar uma xícara de chá três vezes ao dia. Repetir o tratamento e controlar a pressão.

Contraindicação: O chá deve ser evitado por mulheres grávidas ou que estejam amamentando e pessoas de pressão baixa.

Atenção: As flores dão um saboroso chá aromático.

Erva-baleeira *(Cordia verbenacea)*

CHÁ DA ERVA-BALEEIRA

Forma do chá: Infusão.

Forma de uso: Para uso oral.

Material utilizado: As folhas.

Capítulo I – Chás simples por infusão

Modo de preparar:

1) Colocar uma colher das de sopa de folhas picadas dentro de uma xícara das de chá.
2) Adicionar água fervente.
3) Cobrir.
4) Deixar amornar até chegar à temperatura apropriada para beber.
5) Coar.

Quando e como usar o chá por infusão da erva-baleeira

Indicação: Reumatismo, artrite, dor na coluna.

Modo de usar: Tomar até três xícaras de chá ao dia, de manhã cedo, antes do almoço e no meio da tarde.

Contraindicação: Não consta da literatura consultada, porém não se deve ultrapassar a dosagem.

 Erva-cidreira *(Lippia alba)*

CHÁ DA ERVA-CIDREIRA

Forma do chá: Infusão.
Forma de uso: Para uso oral.
Material utilizado: As folhas frescas ou folhas secas.
Modo de preparar:

1) Colocar doze folhas ou uma colher das de sopa de folhas secas picadas dentro de uma xícara das de chá.
2) Adicionar água fervente.
3) Cobrir.
4) Deixar amornar até chegar à temperatura apropriada para beber.
5) Coar.

Quando e como usar o chá por infusão da erva-cidreira

Indicação: Ansiedade, nervosismo, depressão.

Modo de usar: Tomar duas ou três xícaras de chá ao dia.

Indicação: Estimulante do sono.

Modo de usar: Tomar uma xícara de chá à noite para induzir ao sono.

Indicação: Febre.

Modo de usar: Tomar meia xícara de chá em pequenos intervalos, enquanto persistir a febre.

Indicação: Diarreia em adultos.

Modo de usar: Tomar várias vezes meia xícara de chá em intervalos curtos, enquanto persistir a diarreia.

Indicação: Cólicas estomacais, cólicas intestinais, gases estomacais, flatulência, dor de barriga, dor de estômago.

Modo de usar: Tomar até três xícaras de chá durante o dia, pelo tempo necessário à cura.

Indicação: Náuseas.

Modo de usar: Tomar uma xícara de chá quando for necessário.

Indicação: Irregularidades menstruais.

Modo de usar: Tomar duas ou três xícaras de chá ao dia quando necessário.

Indicação: Dor de cabeça de origem estomacal.

Modo de usar: Tomar uma ou duas xícaras de chá quando necessário.

Capítulo I – Chás simples por infusão

Contraindicação: Não consta da literatura consultada, porém não se deve ultrapassar a dosagem.

Precaução: Em função da ausência de informações no que se refere a toxicidade a longo prazo, recomenda-se a não utilização por mulheres grávidas ou crianças menores de 2 anos.

Atenção: Existe uma erva-cidreira que não tem as propriedades terapêuticas acima. Ela tem um odor adocicado, lembra pasta de dente, sendo útil no tratamento da tosse e da bronquite, especialmente em crianças.

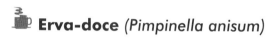
Erva-doce *(Pimpinella anisum)*

CHÁ DA ERVA-DOCE

Forma do chá: Infusão.

Forma de uso: Para uso oral.

Material utilizado: Os frutos-semente.

Modo de preparar - 1:

1) Colocar uma colher das de sobremesa dos frutos-semente dentro de uma xícara das de chá.

2) Adicionar água fervente.

3) Cobrir.

4) Deixar amornar até chegar à temperatura apropriada para beber.

5) Coar.

Quando e como usar o chá por infusão da erva-doce

Indicação: Cólicas estomacais, cólicas intestinais, gases estomacais, flatulência, dor de barriga, dor de estômago.

Modo de usar: Tomar uma xícara de chá duas ou três vezes ao dia. Tomar o chá frio pelo tempo necessário à cura.

Indicação: Dor de cabeça de origem estomacal.

Modo de usar: Tomar uma ou duas xícaras de chá quando necessário.

Indicação: Vômitos.

Modo de usar: Tomar uma ou duas xícaras de chá quando necessário.

Indicação: Afecções renais, insuficiência hepática, icterícia, limpar o intestino.

Modo de usar: Tomar uma xícara de chá duas ou três vezes ao dia. Tomar o chá morno pelo tempo necessário à cura.

Indicação: Diarreia em adultos.

Modo de usar: Tomar várias vezes meia xícara de chá em intervalos curtos, enquanto persistir a diarreia.

Indicação: Estimulante da lactação.

Modo de usar: Tomar o chá à vontade.

Indicação: Retenção de líquido.

Modo de usar: Tomar duas ou três xícaras ao dia quando necessário.

Indicação: Febre.

Modo de usar: Tomar meia xícara de chá em pequenos intervalos e enquanto persistir a febre.

Indicação: Estimulante digestivo.

Modo de usar: Tomar uma xícara de chá após as principais refeições.

Indicação: Falta de apetite.

Modo de usar: Tomar uma xícara de chá duas vezes ao dia.

Modo de preparar - 2:

1) Colocar uma colher das de chá de frutos-semente dentro de uma xícara das de chá.

2) Adicionar água fervente.

3) Cobrir.

4) Deixar amornar até chegar à temperatura apropriada para beber.

5) Coar.

Quando e como usar o chá por infusão da erva-doce

Indicação: Cólicas e diarreia em crianças.

Modo de usar: Crianças de 6 meses a 2 anos tomar uma xícara de chá no decorrer do dia. Crianças de 2 a 4 anos tomar meia xícara de chá, três vezes ao dia e, acima de 5 anos, uma xícara duas vezes ao dia, pelo tempo necessário à cura.

Indicação: Cólicas de bebês.

Modo de usar: Uma mamadeirinha de chá ao dia.

Indicação: Eliminar o hábito da mamada noturna.

Modo de usar: Uma mamadeira do chá frio. Geralmente, o bebê acorda apenas duas noites, depois disso.

Modo de preparar - 3:

1) Colocar uma colher das de sopa de talos e bulbos dentro de uma xícara das de chá.

2) Adicionar água fervente.

3) Cobrir.

4) Deixar amornar até chegar à temperatura apropriada para beber.

5) Coar.

Quando e como usar o chá por infusão da erva-doce

Indicação: Transtornos da menopausa.

Modo de usar: Tomar uma ou duas xícaras de chá ao dia quando necessário.

Contraindicação: Não consta da literatura consultada, porém não se deve ultrapassar a dosagem.

Precaução: O chá com dose acima do recomendado pode provocar paralisia muscular, congestão pulmonar e cerebral e provocar transtornos circulatórios.

Atenção: Os talos e bulbos apresentam substâncias similares ao hormônio feminino estrógeno.

 Espinheira-santa *(Maytenus ilicifolia)*

CHÁ DA ESPINHEIRA-SANTA

Forma do chá: Infusão.

Forma de uso: Para uso oral.

Material utilizado: As folhas frescas ou folhas secas.

Modo de preparar:

1) Colocar uma colher das de sopa de folhas frescas ou uma colher das de sobremesa das folhas secas em uma xícara das de chá.

2) Adicionar água fervente.

3) Cobrir.

4) Deixar esfriar.

5) Coar.

Quando e como usar o chá por infusão da espinheira-santa

Indicação: Má digestão, evitar a formação de gases intestinais.

Capítulo I – Chás simples por infusão

Modo de usar: Tomar uma xícara de chá após as principais refeições.

Indicação: Acidez no estômago, azia, flatulência, enjoos de origem estomacal, ação diurética, ação laxativa, fermentação gastrointestinal, desinfetar os rins e bexiga, regularizar a função intestinal.

Modo de usar: O chá pode ser bebido na dose de até três xícaras ao dia, pelo tempo necessário à cura.

Indicação: Gastrite.

Modo de usar: Tomar uma xícara de chá meia hora antes das principais refeições.

Indicação: Auxiliar no combate ao vício do álcool.

Modo de usar: Tomar uma xícara quatro vezes ao dia. Repetir o tratamento.

Indicação: Recomposição da flora intestinal, eliminar as toxinas, regularizar a excreção biliar, prisão de ventre ocasional, dor de estômago.

Modo de usar: Tomar uma ou duas xícaras ao dia quando necessário.

Contraindicação: O chá deve ser evitado por mulheres grávidas.

Precaução: O chá da espinheira-santa diminui o leite materno em mulheres que amamentam.

 Eucalipto medicinal *(Eucalyptus globulus)*

CHÁ DO EUCALIPTO MEDICINAL

Forma do chá: Infusão.
Forma de uso: Para uso oral.

Material utilizado: As folhas.

Modo de preparar:

1) Colocar uma colher das de sopa de folhas frescas picadas ou uma colher das de sobremesa de folhas secas em uma xícara das de chá.

2) Adicionar água fervente.

3) Cobrir.

4) Deixar amornar até chegar à temperatura apropriada para beber.

5) Coar.

Quando e como usar o chá por infusão do eucalipto medicinal

Indicação: Gripe.

Modo de usar: Tomar duas ou três xícaras de chá ao dia. O chá pode ser tomado com gota de limão e adoçado com mel. Repetir o tratamento pelo tempo necessário à cura.

Indicação: Febre.

Modo de usar: Tomar meia xícara de chá em pequenos intervalos, enquanto persistir a febre.

Contraindicação: O chá deve ser evitado por mulheres grávidas ou que estejam amamentando e crianças menores de 2 anos.

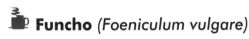 **Funcho** *(Foeniculum vulgare)*

CHÁ DO FUNCHO

Forma do chá: Infusão.

Forma de uso: Para uso oral.

Material utilizado: Os frutos.

Capítulo I – Chás simples por infusão

Modo de preparar:

1) Colocar uma colher das de sobremesa de frutos em uma xícara das de chá.
2) Adicionar água fervente.
3) Cobrir.
4) Deixar amornar até chegar à temperatura apropriada para beber.
5) Coar.

Quando e como usar o chá por infusão do funcho

Indicação: Estimulante da lactação.
Modo de usar: O chá pode ser tomado à vontade.

Indicação: Cólicas estomacais, cólicas intestinais, gases estomacais, flatulência, vômitos, enjoos, falta de apetite, ação diurética, melhorar as vias urinárias, mau hálito.
Modo de usar: Tomar até três xícaras de chá ao dia até o desaparecimento dos sintomas.

Indicação: Má digestão.
Modo de usar: Tomar uma xícara de chá após as principais refeições.

Indicação: Dor de cabeça de origem estomacal.
Modo de usar: Tomar uma ou duas xícaras de chá quando necessário.

Indicação: Tosse, bronquite catarral.
Modo de usar: Tomar uma ou duas xícaras quando necessário.

Contraindicação: Não consta da literatura consultada, porém não se deve ultrapassar a dosagem.

Precaução: Em excesso pode causar convulsões.

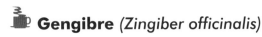 **Gengibre** *(Zingiber officinalis)*

CHÁ DO GENGIBRE

Forma do chá: Infusão.
Forma de uso: Para uso oral.
Material utilizado: Os rizomas.
Modo de preparar:
1) Lavar bem o rizoma.
2) Fatiar o rizoma.
3) Colocar uma colher das de chá de rizoma fatiado dentro de uma xícara das de chá.
4) Adicionar água fervente.
5) Cobrir.
6) Esperar amornar até chegar à temperatura apropriada para beber.
7) Coar.

Quando e como usar o chá por infusão do gengibre

Indicação: Estimulante digestivo.
Modo de usar: Tomar uma xícara de chá após as principais refeições.

Indicação: Gases estomacais, flatulência.
Modo de usar: Tomar duas xícaras de chá ao dia, pelo tempo necessário à cura.

Indicação: Gripe, tosse, bronquite catarral.
Modo de usar: Tomar uma a três xícaras de chá ao dia, pelo tempo necessário à cura.

Indicação: Auxiliar no regime de emagrecimento.
Modo de usar: Tomar uma xícara de chá antes das principais refeições. Uma xícara de chá por dia aumenta em 20% o ritmo do metabolismo, facilitando a perda de peso.

Indicação: Enjoos, vômitos.

Modo de usar: Tomar uma xícara de chá, aos poucos, nas crises.

Contraindicação: O chá deve ser evitado por mulheres grávidas, em período de lactação, e pessoas com problemas de cálculos biliares e gastrite.

Precaução: O chá com dose alta pode elevar a pressão arterial.

 Goiabeira-vermelha *(Psidium guajava)*

CHÁ DO BROTO DA GOIABEIRA-VERMELHA

Forma do chá: Infusão.

Forma de uso: Para uso oral.

Material utilizado: Os brotos (olhos).

Modo de preparar para crianças:

1) Colocar três brotos cortados em pequenos pedaços em uma xícara das de chá.

2) Adicionar água fervente.

3) Cobrir.

4) Deixar esfriar.

5) Coar.

Quando e como usar o chá por infusão da goiabeira-vermelha

Indicação: Diarreia em crianças.

Modo de usar: Tomar uma colher das de sobremesa várias vezes ao dia em intervalos curtos, enquanto persistir a diarreia.

Modo de preparar para adultos:

1) Colocar seis brotos cortados em pequenos pedaços em uma xícara das de chá.

2) Adicionar água fervente.
3) Cobrir.
4) Deixar esfriar.
5) Coar.

Indicação: Diarreia forte em adultos.
Modo de usar: Tomar várias vezes meia xícara de chá em intervalos curtos, enquanto persistir a diarreia.

Indicação: Diarreia simples em adultos.
Modo de usar: Tomar até duas xícaras de chá, enquanto persistir a diarreia.

Contraindicação: O chá deve ser evitado por mulheres grávidas, em período de lactação, e crianças menores de 4 anos.
Precaução: É desaconselhado o uso do chá da goiabeira por período superior a 30 dias.
Atenção: Na falta da goiabeira-vermelha pode ser substituído pela goiabeira-branca, porém deve-se fazer o chá um pouco mais forte.

 Guaçatonga *(Casearia sylvestris)*

CHÁ DA GUAÇATONGA

Forma do chá: Infusão.
Forma de uso: Para uso oral.
Material utilizado: As folhas.
Modo de preparar:
1) Colocar uma colher das de sobremesa de folhas frescas fatiadas em uma xícara das de chá.
2) Adicionar água fervente.
3) Cobrir.
4) Deixar esfriar.
5) Coar.

Capítulo I – Chás simples por infusão

Quando e como usar o chá por infusão da guaçatonga

Indicação: Gastrite, úlcera gástrica, mau hálito, eliminar as toxinas, prisão de ventre ocasional.

Modo de usar: Tomar uma xícara de chá meia hora antes das principais refeições.

Indicação: Auxiliar no regime de emagrecimento.

Modo de usar: Tomar o chá duas ou três vezes ao dia.

Contraindicação: Não consta da literatura consultada, porém não se deve ultrapassar a dosagem.

 Guaco *(Mikania glomerata)*

CHÁ DO GUACO

Forma do chá: Infusão.
Forma de uso: Para uso oral.
Material utilizado: As folhas
Modo de preparar:

1) Colocar uma colher das de sopa de folhas picadas em uma xícara das de chá.

2) Adicionar água fervente.

3) Cobrir.

4) Deixar amornar até chegar à temperatura apropriada para beber.

5) Coar.

Quando e como usar o chá por infusão do guaco

Indicação: Gripe, catarro no peito, bronquite, asma.

Modo de usar: Tomar duas ou três xícaras de chá ao dia. Repetir o tratamento pelo tempo necessário à cura.

Contraindicação: O chá deve ser evitado por mulheres em fase menstrual e crianças pequenas.

Precaução: Em doses frequentes e concentradas, pode causar vômitos e diarreia.

 Hortelã-japonesa *(Mentha arvensis)*

CHÁ DA HORTELÃ-JAPONESA

Forma do chá: Infusão
Forma de uso: Para uso oral.
Material utilizado: As folhas.
Modo de preparar:
1) Colocar vinte folhas em uma xícara das de chá.
2) Adicionar água fervente.
3) Cobrir.
4) Deixar esfriar.
5) Coar.

Quando e como usar o chá por infusão da hortelã-japonesa

Indicação: Gases estomacais, flatulência, dor de estômago.

Modo de usar: Tomar duas ou três xícaras de chá ao dia, de preferência gelado, pelo tempo necessário à cura.

Indicação: Vômitos, náuseas.

Modo de usar: Tomar meia xícara de chá em pequenos intervalos, pelo tempo necessário à cura. Este chá deve ser gelado.

Indicação: Dor de cabeça de origem estomacal.
Modo de usar: Tomar uma xícara de chá quando necessário.

Capítulo I – Chás simples por infusão

Indicação: Estimulante do sono.
Modo de usar: Tomar uma xícara de chá à noite para induzir ao sono.

Indicação: Estimulante digestivo.
Modo de usar: Tomar uma xícara de chá após as principais refeições.

Indicação: Intoxicação de origem gastrointestinal.
Modo de usar: Tomar uma xícara de chá quando necessário.

Contraindicação: O chá deve ser evitado por mulheres grávidas, em período de lactação, pessoas com obstrução dos ductos biliares, inflamação da vesícula, doenças hepáticas severas e crianças menores de 2 anos.

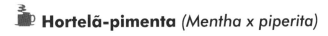

Hortelã-pimenta (Mentha x piperita)

CHÁ DA HORTELÃ-PIMENTA

Forma do chá: Infusão
Forma de uso: Para uso oral.
Material utilizado: As folhas.
Modo de preparar:
1) Colocar uma colher das de sopa de folhas em uma xícara das de chá.
2) Adicionar água fervente.
3) Cobrir.
4) Deixar esfriar.
5) Coar.

Quando e como usar o chá por infusão da hortelã-pimenta

Indicação: Gases estomacais, flatulência, tosse, excesso de secreção.

Modo de usar: Tomar duas ou três xícaras de chá ao dia, pelo tempo necessário à cura.

Indicação: Náuseas.

Modo de usar: Tomar meia xícara de chá em pequenos intervalos, pelo tempo necessário à cura.

Indicação: Vômitos.

Modo de usar: Tomar meia xícara de chá gelado em pequenos intervalos, enquanto persistirem os sintomas. Este chá deve ser gelado.

Indicação: Má digestão.

Modo de usar: Tomar uma xícara de chá após as principais refeições.

Contraindicação: O chá deve ser evitado por mulheres grávidas, em período de lactação, pessoas com inflamação da vesícula e portadores de cálculo biliar.

Precaução: Não é recomendado o uso prolongado e em grandes quantidades.

 Hortelã-rasteira *(Mentha x villosa)*

CHÁ DA HORTELÃ-RASTEIRA

Forma do chá: Infusão.
Forma de uso: Para uso oral.
Material utilizado: As folhas.
Modo de preparar - 1:
1) Colocar uma colher das de sopa de folhas em uma xícara das de chá.
2) Adicionar água fervente.
3) Cobrir.

Capítulo I – Chás simples por infusão

4) Deixar esfriar.
5) Coar.

Quando e como usar o chá por infusão da hortelã-rasteira

Indicação: Dor de barriga.

Modo de usar: Tomar uma xícara de chá duas ou três vezes ao dia.

Contraindicação: O chá deve ser evitado por mulheres grávidas ou que estejam amamentando e crianças menores de 2 anos.

Precaução: O chá pode causar insônia se tomado antes de dormir ou em uso prolongado.

Modo de preparar - 2:

1) Colocar uma colher das de chá de folhas picadas em uma xícara das de chá.
2) Adicionar água fervente.
3) Cobrir.
4) Deixar esfriar.
5) Coar.

Quando e como usar o chá por infusão da hortelã-rasteira

Indicação: Gases em crianças, cólicas em crianças.

Modo de usar: Tomar meia xícara duas a quatro vezes ao dia.

Contraindicação: O chá deve ser evitado por mulheres grávidas ou que estejam amamentando e crianças menores de 2 anos.

Precaução: O chá pode causar insônia se tomado antes de dormir ou em uso prolongado.

Jatobá *(Hymenaea courboril)*

CHÁ DAS FOLHAS DO JATOBÁ

Forma do chá: Infusão.
Forma de uso: Para uso oral.
Material utilizado: As folhas.
Modo de preparar:
1) Colocar uma colher das de sopa bem cheia de folhas picadas dentro de uma xícara das de chá.
2) Adicionar água fervente.
3) Cobrir.
4) Deixar amornar até chegar à temperatura apropriada para beber.
5) Coar.

Quando e como usar o chá por infusão do jatobá

Indicação: Afecções renais, cistite, problema da próstata.

Modo de usar: Tomar duas ou três xícaras de chá ao dia, pelo tempo necessário à cura.

Contraindicação: Não consta da literatura consultada, porém não se deve ultrapassar a dosagem.

Laranjeira *(Citrus aurantium)*

CHÁ DA LARANJEIRA

Forma do chá: Infusão.
Forma de uso: Para uso oral.
Material utilizado: As folhas ou as flores.

Modo de preparar:
1) Colocar uma colher das de sopa de folhas picadas ou uma colher das de sopa de flores dentro de uma xícara das de chá.

Capítulo I – Chás simples por infusão

2) Adicionar água fervente.

3) Cobrir.

4) Esperar amornar até chegar à temperatura apropriada para beber.

5) Coar.

Quando e como usar o chá por infusão da laranjeira

Indicação: Ansiedade, nervosismo, depressão.

Modo de usar: Tomar duas ou três xícaras de chá no decorrer do dia.

Indicação: Estimulante do sono.

Modo de usar: Tomar uma xícara de chá à noite para induzir ao sono.

Contraindicação: Não consta da literatura consultada, porém não se deve ultrapassar a dosagem.

 Limoeiro *(Citrus limonum)*

CHÁ DA CASCA DO LIMÃO

Forma do chá: Infusão.

Forma de uso: Para uso oral.

Material utilizado: A casca do fruto.

Modo de preparar:

1) Colocar uma colher das de sopa de raspa da casca do fruto dentro de uma xícara das de chá.

2) Adicionar água fervente.

3) Cobrir.

4) Esperar amornar até chegar à temperatura apropriada para beber.

5) Coar.

Quando e como usar o chá por infusão da casca do limão

Indicação: Desmaio.

Modo de usar: Tomar uma xícara quando necessário.

Contraindicação: Não consta da literatura consultada, porém não se deve ultrapassar a dosagem.

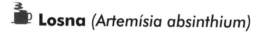 **Losna** *(Artemísia absinthium)*

CHÁ DA LOSNA

Forma do chá: Infusão.

Forma de uso: Para uso oral.

Material utilizado: As folhas e sumidades floridas.

Modo de preparar:

1) Colocar uma colher das de sobremesa de folhas e sumidades floridas picadas ou uma colher das de chá de pedacinhos da planta seca bem picados dentro de uma xícara das de chá.

2) Adicionar água fervente.

3) Cobrir.

4) Esperar amornar até chegar à temperatura apropriada para beber.

5) Coar.

Quando e como usar o chá por infusão da losna

Indicação: Afecções do fígado, distúrbios da vesícula biliar, vômitos, insuficiência hepática, diarreia em adultos, afecções renais, falta de apetite, debilidade estomacal, flatulência, icterícia.

Modo de usar: Tomar até no máximo três xícaras ao dia.

Capítulo I – Chás simples por infusão

Indicação: Gastrite.

Modo de usar: Tomar uma xícara de chá ao dia, sendo metade meia hora antes do almoço e outra metade meia hora antes do jantar. Repetir o tratamento pelo tempo necessário à cura.

Contraindicação: O chá deve ser evitado por mulheres grávidas ou que estejam amamentando.

Precaução: Em pessoas sensíveis pode apresentar irritação gástrica e intestinal. Em alta dose pode provocar convulsões, perda de consciência, câimbras, alucinações, aborto. A losna não pode ser utilizada em tratamentos longos.

 Louro *(Laurus nobilis)*

CHÁ DO LOURO

Forma do chá: Infusão.
Forma de uso: Para uso oral.
Material utilizado: As folhas.
Modo de preparar:
1) Colocar uma colher das de sobremesa de folhas secas dentro de uma xícara das de chá.
2) Adicionar água fervente.
3) Cobrir.
4) Deixar esfriar.
5) Coar.

Quando e como usar o chá por infusão do louro

Indicação: Má digestão.
Modo de usar: Tomar uma xícara de chá após as principais refeições.

Contraindicação: Não consta da literatura consultada, porém não se deve ultrapassar a dosagem.

55

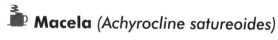 **Macela** *(Achyrocline satureoides)*

CHÁ DA MACELA

Forma do chá: Infusão.
Forma de uso: Para uso oral.
Material utilizado: As inflorescências.
Modo de preparar:
1) Colocar uma colher das de chá de inflorescências secas dentro de uma xícara das de chá.
2) Adicionar água fervente.
3) Cobrir.
4) Deixar esfriar.
5) Coar.

Quando e como usar o chá por infusão da macela

Indicação: Má digestão.
Modo de usar: Tomar uma xícara de chá após as principais refeições.

Indicação: Flatulência, cólicas estomacais, azia, acidez no estômago.
Modo de usar: O chá pode ser bebido na dose de até três xícaras ao dia, pelo tempo necessário à cura.

Indicação: Nefrite, cistite, falta de apetite.
Modo de usar: Tomar uma ou duas xícaras de chá ao dia. Repetir o tratamento pelo tempo necessário à cura.

Indicação: Diarreia em adultos.
Modo de usar: Tomar várias vezes meia xícara de chá em intervalos curtos, enquanto persistir a diarreia.

Capítulo I – Chás simples por infusão

Indicação: Dor de cabeça de origem estomacal.

Modo de usar: Tomar uma xícara de chá quando necessário.

Contraindicação: Não consta da literatura consultada, porém não se deve ultrapassar a dosagem.

Macela-da-terra *(Egletes viscosa)*

CHÁ DA MACELA-DA-TERRA

Forma do chá: Infusão.

Forma de uso: Para uso oral.

Material utilizado: Os capítulos florais.

Modo de preparar:

1) Colocar dez a quinze capítulos florais secos dentro de uma xícara das de chá.

2) Adicionar água fervente.

3) Cobrir.

4) Deixar esfriar.

5) Coar.

Quando e como usar o chá por infusão da macela-da-terra

Indicação: Má digestão.

Modo de usar: Tomar uma xícara de chá após as principais refeições.

Indicação: Gastrite.

Modo de usar: Tomar uma xícara de chá meia hora antes das refeições. Repetir o tratamento pelo tempo necessário à cura.

Indicação: Acidez no estômago, azia, ação protetora da mucosa gástrica.

Modo de usar: O chá pode ser bebido na dose de até três xícaras ao dia, pelo tempo necessário à cura.

Indicação: Enxaqueca.

Modo de usar: Tomar uma ou duas xícaras de chá ao dia nas crises.

Indicação: Diarreia em adultos.

Modo de usar: Tomar várias vezes meia xícara de chá em intervalos curtos, enquanto persistir a diarreia.

Indicação: Dor de cabeça de origem estomacal.

Modo de usar: Tomar uma xícara de chá quando necessário.

Contraindicação: Não consta da literatura consultada, porém não se deve ultrapassar a dosagem.

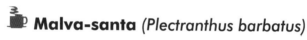

Malva-santa *(Plectranthus barbatus)*

CHÁ DA MALVA-SANTA

Forma do chá: Infusão.

Forma de uso: Para uso oral.

Material utilizado: As folhas.

Modo de preparar:

1) Cortar duas ou três folhas em pequenos pedaços.

2) Colocar as folhas picadas dentro de uma xícara das de chá.

3) Adicionar água fervente.

4) Cobrir.

5) Deixar esfriar.

6) Coar.

Capítulo I – Chás simples por infusão

Quando e como usar o chá por infusão da malva-santa

Indicação: Azia, acidez no estômago, mal-estar gástrico, ação protetora contra úlceras induzidas por estresse.

Modo de usar: Tomar até três xícaras de chá ao dia, enquanto persistirem os sintomas.

Indicação: Gastrite.

Modo de usar: Tomar uma xícara de chá meia hora antes das refeições. Repetir o tratamento pelo tempo necessário à cura.

Indicação: Ressaca alcoólica.

Modo de usar: Tomar uma ou duas xícaras de chá quando necessário.

Indicação: Má digestão.

Modo de usar: Tomar uma xícara de chá após as principais refeições.

Contraindicação: O chá não deve ser tomado por mulheres grávidas.

Precaução: O chá com dose acima do recomendado pode causar irritação gástrica.

 Maracujá *(Passiflora edulis)*

CHÁ DO MARACUJÁ

Forma do chá: Infusão.
Forma de uso: Para uso oral.
Material utilizado: As folhas ou as folhas com flores
Modo de preparar - 1:
1) Colocar para ferver um litro de água.

2) Colocar 100 gramas (aproximadamente dois pequenos punhados de folhas) na água fervente.
3) Apagar o fogo.
4) Abafar.
5) Deixar esfriar.
6) Coar e adoçar com mel.

Quando e como usar o chá por infusão do maracujá

Indicação: Auxiliar no combate ao vício do álcool.

Modo de usar: Tomar uma xícara quatro vezes ao dia. Repetir o tratamento.

Modo de preparar - 2:

1) Colocar uma colher das de sobremesa de folhas picadas e uma colher das de sobremesa de flores picadas em uma xícara das de chá.
2) Adicionar água fervente.
3) Cobrir.
4) Deixar amornar até chegar à temperatura apropriada para beber.
5) Coar.

Quando e como usar o chá por infusão do maracujá

Indicação: Estresse.

Modo de usar: Tomar três xícaras de chá ao dia. Repetir o tratamento.

Indicação: Vômitos devidos a causa nervosa.

Modo de usar: Tomar uma xícara de chá quando necessário.

Modo de preparar - 3:

1) Colocar uma colher das de sopa de flores picadas e outra de folhas, também picadas, dentro de uma xícara das de chá.
2) Adicionar água fervente.

Capítulo I – Chás simples por infusão

3) Cobrir.
4) Deixar esfriar.
5) Coar.

Quando e como usar o chá por infusão do maracujá

Indicação: Gastrite.

Modo de usar: Tomar uma xícara de chá meia hora antes das refeições. Repetir o tratamento pelo tempo necessário à cura.

Contraindicação: O chá deve ser evitado por mulheres grávidas, em período de lactação ou na fase pré-menstrual, e pessoas com pressão arterial baixa.

Precaução: Em alta dose pode causar náuseas, vômitos e convulsões. Por causar do risco de intoxicação não se deve ultrapassar a dose indicada e o tratamento deve ser feito durante poucos dias.

 Mentrasto *(Ageratum conyzoides)*

CHÁ DO MENTRASTO

Forma do chá: Infusão.

Forma de uso: Para uso oral.

Material utilizado: As folhas frescas ou folhas secas.

Modo de preparar:

1) Colocar seis folhas cortadas em pequenos pedaços ou uma colher das de sobremesa de folhas secas picadas em uma xícara das de chá.
2) Adicionar água fervente.
3) Cobrir.
4) Deixar amornar até chegar à temperatura apropriada para beber.
5) Coar.

Quando e como usar o chá por infusão do mentrasto

Indicação: Cólicas menstruais.

Modo de usar: O chá pode ser bebido na dose de uma a três xícaras, ingeridas de meia em meia xícara no decorrer do dia. Reduzir o amargor com um pouco de mel.

Indicação: Febre.

Modo de usar: Tomar meia xícara de chá em pequenos intervalos e enquanto persistir a febre.

Indicação: Reumatismo, artrite.

Modo de usar: Tomar uma ou duas xícaras de chá nas crises.

Contraindicação: O chá deve ser evitado por mulheres grávidas, em período de lactação, e pessoas com disfunção hepática.

Precaução: As flores do mentrasto são tóxicas.

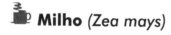 **Milho** *(Zea mays)*

CHÁ DE CABELO-DE-MILHO

Forma do chá: Infusão.

Forma de uso: Para uso oral.

Material utilizado: Os cabelos-de-milho.

Modo de preparar:

1) Colocar uma colher das de sopa de cabelo-de-milho em uma xícara das de chá.

2) Adicionar água fervente.

3) Cobrir.

4) Esperar amornar até chegar à temperatura apropriada para beber.

5) Coar.

Capítulo I – Chás simples por infusão

Quando e como usar o chá por infusão do cabelo-de-milho

Indicação: Excesso de ácido úrico, retenção urinária, afecções da bexiga, afecções renais.

Modo de usar: Tomar três xícaras de chá ao dia, de meia em meia xícara, no decorrer do dia. Repetir o tratamento pelo tempo necessário à cura.

Indicação: Cistite, dor na hora de urinar.

Modo de usar: Tomar três xícaras de chá ao dia, enquanto persistirem os sintomas.

Contraindicação: Não consta da literatura consultada, porém não se deve ultrapassar a dosagem.

 ## Mulungu *(Erythrina mulungu)*

CHÁ DO MULUNGU

Forma do chá: Infusão.
Forma de uso: Para uso oral.
Material utilizado: As cascas do tronco e ramos ou pó.
Modo de preparar:
1) Colocar uma colher das de sopa de casca do tronco e ramos secos moídos ou uma colher das de sobremesa de pó em uma xícara das de chá.
2) Adicionar água fervente.
3) Cobrir.
4) Deixar amornar até chegar à temperatura apropriada para beber.
5) Coar.

Quando e como usar o chá por infusão do mulungu

Indicação: Ansiedade, nervosismo, depressão.
Modo de usar: Tomar duas ou três xícaras de chá ao dia.

Indicação: Insônia eventual.
Modo de usar: Tomar uma xícara de chá à noite para induzir ao sono.

Contraindicação: O chá deve ser evitado por mulheres grávidas, em período de lactação, e pessoas com insuficiência cardíaca e arritmias do coração.

Precaução: O chá em alta dose pode provocar supressão do sistema nervoso, causando desmaio e tontura.

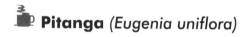 **Pitanga** *(Eugenia uniflora)*

CHÁ DA PITANGA

Forma do chá: Infusão.
Forma de uso: Para uso oral.
Material utilizado: As folhas.
Modo de preparar:

1) Colocar uma colher das de sopa de folhas bem picadas em uma xícara das de chá.
2) Adicionar água fervente.
3) Cobrir.
4) Deixar esfriar.
5) Coar.

Quando e como usar o chá por infusão da pitanga

Indicação: Diarreia em adultos.
Modo de usar: Tomar uma xícara a cada evacuação.

Capítulo I – Chás simples por infusão

Indicação: Diarreia em crianças.

Modo de usar: Uma colher das de sopa a cada cinco minutos.

Contraindicação: Não consta da literatura consultada, porém não se deve ultrapassar a dosagem.

Sabugueiro *(Sambucus australis)*

CHÁ DO SABUGUEIRO

Forma do chá: Infusão.

Forma de uso: Para uso oral.

Material utilizado: As flores.

Modo de preparar:

1) Colocar uma colher das de sobremesa de flores secas picadas em uma xícara das de chá.

2) Adicionar água fervente.

3) Cobrir.

4) Deixar amornar.

5) Coar.

Quando e como usar o chá por infusão do sabugueiro

Indicação: Febre, estimulante da sudorese.

Modo de usar: Tomar duas xícaras de chá ao dia, permanecendo em repouso.

Contraindicação: O chá deve ser evitado por mulheres grávidas ou que estejam amamentando.

Precaução: As flores não devem ser utilizadas frescas.

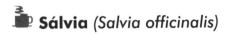

Sálvia *(Salvia officinalis)*

CHÁ DA SÁLVIA

Forma do chá: Infusão.
Forma de uso: Para uso oral.
Material utilizado: As folhas e flores.
Modo de preparar:
1) Colocar uma colher das de sobremesa de folhas e flores em uma xícara das de chá.
2) Adicionar água fervente.
3) Cobrir.
4) Deixar esfriar.
5) Coar.

Quando e como usar o chá por infusão da sálvia

Indicação: Cólicas menstruais.
Modo de usar: Tomar uma xícara de chá duas vezes ao dia.

Indicação: Má digestão.
Modo de usar: Tomar uma xícara de chá após as principais refeições.

Indicação: Ansiedade, depressão, transtornos da menopausa.
Modo de usar: Tomar uma xícara de chá duas vezes ao dia.

Indicação: Sudorese excessiva das mãos e axilas.
Modo de usar: Tomar uma ou duas xícaras quando necessário.

Indicação: Auxiliar a recuperação física e mental, fraqueza sexual.
Modo de usar: Tomar uma ou duas xícaras quando necessário.

Capítulo I – Chás simples por infusão

Contraindicação: O chá deve ser evitado por mulheres grávidas ou que estejam amamentando, epilépticos, pessoas que têm olhos e boca secos, e pessoas que usam medicação para o coração.

Precaução: O tratamento não deve se prolongar por muito tempo. Pode ser tóxico em altas doses, causando agitação, alucinações e convulsão.

 Sena *(Senna alexandrina)*

CHÁ DA SENA

Forma do chá: Infusão.
Forma de uso: Para uso oral.
Material utilizado: As folhas.
Modo de preparar:

1) Colocar uma colher das de sobremesa de folhas secas picadas dentro de uma xícara das de chá.
2) Adicionar água fervente.
3) Cobrir.
4) Deixar amornar até chegar à temperatura apropriada para beber.
5) Coar.

Quando e como usar o chá por infusão da sena

Indicação: Prisão de ventre ocasional, intestino ressecado.

Modo de usar: Tomar duas ou três xícaras de chá ao dia, pelo tempo necessário à cura.

Contraindicação: O chá deve ser evitado por mulheres grávidas ou que estejam amamentando, pessoas com hemorroidas ou com inflamação intestinal.

Sete-sangrias *(Cuphea carthagenensis)*

CHÁ DA SETE-SANGRIAS

Forma do chá: Infusão.

Forma de uso: Para uso oral.

Material utilizado: A planta inteira.

Modo de preparar:

1) Colocar uma colher das de chá da planta inteira picada dentro de uma xícara das de chá.
2) Adicionar água fervente.
3) Cobrir.
4) Deixar amornar até chegar à temperatura apropriada para beber.
5) Coar.

Quando e como usar o chá por infusão da sete-sangrias

Indicação: Ação diurética, pressão alta leve ou moderada.

Modo de usar: Tomar duas ou três xícaras de chá ao dia. Repetir o tratamento e fazer o controle da pressão.

Indicação: Retenção urinária.

Modo de usar: Tomar duas ou três xícaras de chá ao dia, pelo tempo necessário à cura.

Indicação: Limpar o estômago e intestinos.

Modo de usar: Tomar uma ou duas xícaras de chá ao dia.

Contraindicação: O chá deve ser evitado por mulheres grávidas ou que estejam amamentando.

Precaução: O consumo em excesso pode causar diarreia.

Capítulo II
Chás simples por cozimento

 Alcachofra *(Cynara scolymus)*

CHÁ DA ALCACHOFRA

Forma do chá: Cozimento.
Forma de uso: Para uso oral.
Material utilizado: As folhas.
Modo de preparar:
1) Colocar para ferver uma colher das de sopa de folhas secas picadas para uma xícara das de chá de água.
2) Colocar as folhas na fervura.
3) Ferver por mais três a cinco minutos.
4) Cobrir.
5) Deixar amornar até chegar à temperatura apropriada para beber.
6) Coar.

Quando e como usar o chá por cozimento da alcachofra

Indicação: Afecções do fígado, icterícia, cálculo biliar, excesso de ácido úrico, excesso de triglicerídeos, excesso de colesterol, excesso de ureia, insuficiência hepática, inflamação da vesícula biliar, afecções renais, inflamação da bexiga, baixar o açúcar no sangue, pedras na vesícula, distúrbios hepáticos causados pelo alcoolismo, aumenta o HDL.

Modo de usar: Tomar uma xícara das de chá duas ou três vezes ao dia. Repetir o tratamento.

Indicação: Ação depurativa, ação diurética, prisão de ventre ocasional, intestino ressecado, falta de apetite.

Modo de usar: Tomar uma ou duas xícaras de chá quando necessário.

Indicação: Diarreia de adultos.

Modo de usar: Tomar duas ou três xícaras de chá, de meia em meia xícara, no decorrer do dia.

Indicação: Má digestão.

Modo de usar: Tomar uma xícara de chá após as principais refeições.

Contraindicação: O chá deve ser evitado por mulheres grávidas. Ele diminui o leite materno em mulheres que amamentam. Também deve ser evitado por crianças pequenas, pessoas com fermentação intestinal e portadores de cálculo biliar.

Precaução: Pode ocorrer dermatite de conta em quem é sensível às plantas da família da alcachofra, pois elas apresentam uma substância chamada cinaropicrina. O chá deve ser consumido logo, pois com o passar do tempo produz toxina.

 Alcaçuz *(Glycyrrhiza glabra)*

CHÁ DO ALCAÇUZ

Forma do chá: Cozimento.

Forma de uso: Para uso oral.

Material utilizado: As raízes.

Modo de preparar:

1) Colocar para ferver uma colher das de sopa de raízes picadas em meio litro de água.

2) Ferver por vinte minutos.
3) Cobrir.
4) Deixar esfriar.
5) Coar.

Quando e como usar o chá por infusão do alcaçuz

Indicação: Acidez no estômago, gastrite, úlcera gástrica, aumentar o muco protetor do revestimento do estômago.
Modo de usar: Tomar uma xícara de chá antes das principais refeições.

Indicação: Tosses, bronquites.
Modo de usar: Tomar uma xícara de chá duas ou três vezes ao dia.

Contraindicação: O chá deve ser evitado por mulheres grávidas ou que estejam amamentando, pessoas com pressão alta ou que estejam se recuperando de dependência alcoólica ou se estiver tomando algum medicamento diurético, doentes renais e diabéticos.

Precaução: Em altas doses e durante longos períodos de tempo pode causar pressão alta, debilidade muscular e provocar câimbras.

 Anis-estrelado *(Illicium verum)*

CHÁ DO ANIS-ESTRELADO

Forma do chá: Cozimento.
Forma de uso: Para uso oral.
Material utilizado: As sementes.
Modo de preparar:
1) Colocar para ferver três a quatro sementes para uma xícara das de chá de água.

2) Ferver por mais três a cinco minutos.
3) Cobrir.
4) Deixar esfriar.
5) Coar.

Quando e como usar o chá por infusão do anis-estrelado

Indicação: Má digestão.
Modo de usar: Tomar uma xícara de chá após as principais refeições.

Indicação: Gases estomacais, cólicas abdominais, debilidade estomacal, flatulência.
Modo de usar: Tomar uma xícara de chá duas ou três vezes ao dia.

Indicação: Estimulante da lactação.
Modo de usar: O chá pode ser tomado à vontade.

Contraindicação: Não consta da literatura consultada, porém não se deve ultrapassar a dosagem.

Azeitona-roxa *(Syzygium jambolana)*

CHÁ DA AZEITONA-ROXA

Forma do chá: Cozimento.
Forma de uso: Para uso oral.
Material utilizado: O fruto e as sementes.
Modo de preparar:
1) Colocar para ferver uma colher das de café do pó do fruto e semente para uma xícara das de chá de água.
2) Ferver por três minutos.
3) Cobrir.

Capítulo II – Chás simples por cozimento

4) Deixar amornar até chegar à temperatura apropriada para beber.
5) Coar.

Quando e como usar o chá por cozimento da azeitona-roxa

Indicação: Diabetes de adultos.

Modo de usar: Tomar uma xícara de chá três vezes ao dia. Repetir o tratamento. Fazer o controle da glicose e não substituir o tratamento convencional.

Contraindicação: Não consta da literatura consultada, porém não se deve ultrapassar a dosagem.

 Bardana *(Arctium lappa)*

CHÁ DA BARDANA

Forma do chá: Cozimento.
Forma de uso: Para uso oral.
Material utilizado: A raiz.
Modo de preparar:
1) Colocar para ferver uma colher das de sopa de raiz fatiada para uma xícara das de chá de água.
2) Ferver por cinco minutos.
3) Cobrir.
4) Deixar amornar até chegar à temperatura apropriada para beber.
5) Coar bem.

Quando e como usar o chá por cozimento da bardana

Indicação: Excesso de ácido úrico, ação diurética, inflamação da vesícula biliar, ação laxativa, problema na bílis,

73

cistite, cálculo renal, cálculo biliar, retenção de líquido, insuficiência hepática, prisão de ventre ocasional.

Modo de usar: Tomar uma xícara de chá duas vezes ao dia. Repetir o tratamento pelo tempo necessário à cura.

Indicação: Diabetes de adultos.

Modo de usar: Tomar uma xícara de chá três vezes ao dia. Repetir o tratamento. Fazer o controle da glicose e não substituir o tratamento convencional.

Contraindicação: O chá deve ser evitado por mulheres grávidas ou que estejam amamentando.

Precaução: Diabéticos devem evitar o chá da bardana, pois quando combinada à insulina pode baixar drasticamente a taxa de açúcar no sangue.

 Cajueiro-roxo *(Anacardium occidentale)*

CHÁ DAS FOLHAS DO CAJUEIRO-ROXO

Forma do chá: Cozimento.

Forma de uso: Para uso oral.

Material utilizado: As folhas.

Modo de preparar:

1) Preparar o chá utilizando uma folha picada para uma xícara das de chá de água.

2) Colocar para ferver por três a cinco minutos.

3) Abafar.

4) Deixar amornar até chegar à temperatura apropriada para beber.

5) Coar.

Quando e como usar o chá por cozimento do cajueiro-roxo

Indicação: Diarreia em adultos.

Modo de usar: Tomar várias vezes meia xícara de chá em intervalos curtos, enquanto persistir a diarreia.

Contraindicação: Não consta da literatura consultada, porém não se deve ultrapassar a dosagem.

 Canela *(Cinnamomum zeylanicum)*

CHÁ DA CANELA

Forma do chá: Cozimento.

Forma de uso: Para uso oral.

Material utilizado: A casca.

Modo de preparar:

1) Triturar a casca em pequenos pedaços.

2) Preparar o chá utilizando uma colher das de sobremesa de cascas picadas para uma xícara das de chá de água.

3) Colocar para ferver por dois minutos.

4) Abafar.

5) Deixar amornar até chegar à temperatura apropriada para beber.

6) Coar.

Quando e como usar o chá por cozimento da canela

Indicação: Estimulante da digestão, má digestão, digestão lenta.

Modo de usar: Tomar uma xícara de chá após as principais refeições.

Indicação: Enjoos, vômitos nervosos.
Modo de usar: Tomar uma xícara das de chá, aos poucos, nas crises.

Indicação: Irregularidades menstruais.
Modo de usar: Tomar até três xícaras de chá quando necessário.

Indicação: Pessoas com fraca circulação.
Modo de usar: Tomar até três xícaras de chá quando necessário.

Indicação: Febre.
Modo de usar: Tomar meia xícara de chá, em pequenos intervalos, enquanto persistir a febre.

Indicação: Diarreia em adultos.
Modo de usar: Tomar várias vezes meia xícara das de chá, em intervalos curtos, enquanto persistir a diarreia.

Indicação: Flatulência.
Modo de usar: Tomar duas xícaras de chá ao dia, até o desaparecimento dos sintomas.

Contraindicação: O chá deve ser evitado na gestação, lactação e em crianças.

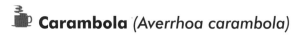 **Carambola** *(Averrhoa carambola)*

CHÁ DAS FOLHAS DA CARAMBOLA

Forma do chá: Cozimento.
Forma de uso: Para uso oral.
Material utilizado: As folhas.

Capítulo II – Chás simples por cozimento

Modo de preparar:

1) Preparar o chá utilizando uma colher das de sopa bem cheia de folhas picadas para uma xícara das de chá de água.

2) Colocar para ferver por cinco minutos.

3) Abafar.

4) Deixar amornar até chegar à temperatura apropriada para beber.

5) Coar.

Quando e como usar o chá por cozimento da carambola

Indicação: Diabetes de adultos.

Modo de usar: Tomar duas xícaras de chá ao dia. Repetir o tratamento. Fazer o controle da glicose e não substituir o tratamento convencional.

Contraindicação: Não consta da literatura consultada, porém não se deve ultrapassar a dosagem.

 Carqueja *(Baccharis trimera)*

CHÁ DA CARQUEJA

Forma do chá: Cozimento.

Forma de uso: Para uso oral.

Material utilizado: A planta desidratada ou hastes e folhas.

Modo de preparar:

1) Fazer o chá usando uma colher das de sopa de suas hastes e folhas picadas ou uma colher das de sobremesa da planta desidratada em água suficiente para encher uma xícara das de chá.

2) Ferver por dois minutos.

77

3) Cobrir.

4) Deixar amornar até chegar à temperatura apropriada para beber.

5) Coar.

Quando e como usar o chá por cozimento da carqueja

Indicação: Má digestão.

Modo de usar: Tomar uma xícara de chá após as principais refeições.

Indicação: Gases estomacais, prisão de ventre ocasional, azia, acidez no estômago, insuficiência hepática, ação diurética, ação laxativa, eliminar as toxinas, falta de apetite, prisão de ventre ocasional.

Modo de usar: Tomar o chá duas ou três vezes ao dia, pelo tempo necessário à cura.

Indicação: Gastrite.

Modo de usar: Tomar uma xícara meia hora antes das principais refeições. Repetir o tratamento pelo tempo necessário à cura.

Indicação: Cálculo biliar.

Modo de usar: Tomar duas ou três xícaras de chá ao dia por três semanas seguidas, ou pelo tempo necessário à cura.

Indicação: Diarreia em adultos.

Modo de usar: Tomar várias vezes meia xícara de chá, em intervalos curtos, enquanto persistir a diarreia.

Indicação: Diabetes de adultos.

Modo de usar: Tomar duas xícaras de chá ao dia. Repetir o tratamento. Fazer o controle da glicose e não substituir o tratamento convencional.

Capítulo II – Chás simples por cozimento

Indicação: Auxiliar no regime de emagrecimento.
Modo de usar: Tomar o chá duas vezes ao dia.

Indicação: Ação favorável sobre o fígado e intestino.
Modo de usar: Tomar uma ou duas xícaras quando necessário.

Contraindicação: O chá deve ser evitado na gestação e lactação.
Precaução: Em altas doses pode provocar aborto.

 Cavalinha *(Equisetum arvensis)*

CHÁ DA CAVALINHA

Forma do chá: Cozimento.
Forma de uso: Para uso oral.
Material utilizado: A planta desidratada ou hastes.
Modo de preparar:

1) Fazer o chá usando uma colher das de sopa de pedacinhos de suas hastes picadas ou uma colher das de sobremesa da planta desidratada em água suficiente para encher uma xícara das de chá.

2) Ferver por dois minutos.

3) Cobrir.

4) Deixar amornar até chegar à temperatura apropriada para beber.

5) Coar.

Quando e como usar o chá por cozimento da cavalinha

Indicação: Excesso de ácido úrico, cistite, inflamação da bexiga, retenção urinária, dor da bexiga, micção dolorosa, problema da próstata, retenção de líquido, irritação das vias urinárias.

Modo de usar: Tomar três xícaras de chá ao dia, pelo tempo necessário à cura.

Indicação: Regras excessivas.

Modo de usar: Tomar duas xícaras de chá ao dia quando necessário.

Indicação: Tratamento auxiliar da osteoporose, descalcificação de dentes e ossos.

Modo de usar: Tomar duas xícaras de chá ao dia. Repetir o tratamento.

Indicação: Febre.

Modo de usar: Tomar meia xícara, em pequenos intervalos, enquanto persistir a febre.

Indicação: Cálculo renal.

Modo de usar: Tomar duas ou três xícaras de chá ao dia, pelo tempo necessário à expulsão das pedras.

Indicação: Eliminar as toxinas, sudorese excessiva.

Modo de usar: Tomar duas ou três xícaras quando necessário.

Indicação: Ação diurética, pressão alta leve ou moderada.

Modo de usar: Tomar duas ou três xícaras de chá ao dia. Repetir o tratamento e controlar a pressão.

Contraindicação: O chá deve ser evitado por mulheres grávidas ou que estejam amamentando, crianças pequenas e pessoas com disfunção renal.

Precaução: É tóxica em grandes doses. O uso prolongado pode causar fraqueza, ataxia, exaustão muscular e falta de apetite. O excesso pode provocar carência de vitamina B1.

Capítulo II – Chás simples por cozimento

 Chambá *(Justicia pectoralis)*

CHÁ DO CHAMBÁ

Forma do chá: Cozimento.
Forma de uso: Para uso oral.
Material utilizado: A parte aérea.
Modo de preparar:
1) Colocar para ferver um punhado da parte aérea do chambá para cada xícara das de chá de água.
2) Suspender a fervura logo que se perceba um forte cheiro.
3) Abafar.
4) Deixar amornar até chegar à temperatura apropriada para beber.
5) Coar.

Quando e como usar o chá por cozimento do chambá

Indicação: Tosse, bronquite, gripe.
Modo de usar: Tomar duas ou três xícaras de chá ao dia para adultos; as crianças devem tomar a metade da dose, pelo tempo necessário à cura.

Indicação: Asma.
Modo de usar: Tomar o chá duas vezes ao dia nas crises de adultos. Repetir o tratamento.

Contraindicação: Não consta da literatura consultada, porém não se deve ultrapassar a dosagem.

 Chapéu-de-couro *(Echinodorus macrophyllus)*

CHÁ DO CHAPÉU-DE-COURO

Forma do chá: Cozimento.

Forma de uso: Para uso oral.
Material utilizado: A planta desidratada.
Modo de preparar:
1) Fazer o chá usando uma colher das de sobremesa do pó das folhas secas e moídas ou em água suficiente para encher uma xícara das de chá.
2) Ferver por dois minutos.
3) Cobrir.
4) Deixar amornar até chegar à temperatura apropriada para beber.
5) Coar.

Quando e como usar o chá por cozimento do chapéu-de-couro

Indicação: Excesso de ácido úrico, cistite, sangue na urina, excesso de albumina na urina, inflamação na bexiga, problema da próstata, afecções renais, ação diurética, ação depurativa.
Modo de usar: Tomar duas ou três xícaras de chá ao dia, pelo tempo necessário à cura.

Indicação: Cálculo renal.
Modo de usar: Tomar três xícaras de chá ao dia, pelo tempo necessário à expulsão das pedras.

Indicação: Reumatismo, dor nos músculos, dor nas articulações, gota.
Modo de usar: Tomar duas ou três xícaras de chá ao dia, pelo tempo necessário à cura ou ao alívio.

Contraindicação: O chá deve ser evitado na gestação, lactação e em crianças.
Precaução: O uso prolongado e em doses elevadas pode causar alterações da pressão arterial.

Capítulo II – Chás simples por cozimento

Cumaru *(Amburana cearensis)*

CHÁ DO CUMARU

Forma do chá: Cozimento.
Forma de uso: Para uso oral.
Material utilizado: A entrecasca.
Modo de preparar:

1) Preparar o chá utilizando uma xícara de entrecasca quebrada em pequenos pedaços para cada copo de água, usar sempre esta proporção.
2) Colocar para ferver por cinco minutos.
3) Cobrir.
4) Deixar amornar.
5) Coar bem.

Quando e como usar o chá por cozimento do cumaru

Indicação: Tosse, bronquite, gripe.
Modo de usar: Tomar meia xícara de chá morno três vezes ao dia. Repetir o tratamento pelo tempo necessário à cura.

Indicação: Asma.
Modo de usar: Tomar o chá duas vezes ao dia nas crises de adultos. Repetir o tratamento.

Contraindicação: Não consta da literatura consultada, porém não se deve ultrapassar a dosagem.

Graviola *(Annona muricata)*

CHÁ DA GRAVIOLA

Forma do chá: Cozimento.
Forma de uso: Para uso oral.
Material utilizado: As folhas ou as cascas.

Modo de preparar - 1:

1) Preparar o chá utilizando uma colher das de sopa de folhas picadas para uma xícara das de chá de água.

2) Colocar para ferver por dois minutos.

3) Abafar.

4) Deixar amornar até chegar à temperatura apropriada para beber.

5) Coar.

Quando e como usar o chá por cozimento da graviola

Indicação: Auxiliar no regime de emagrecimento.

Modo de usar: Tomar duas xícaras de chá ao dia.

Modo de preparar - 2:

1) Lavar as cascas.

2) Fatiar as cascas.

3) Cozinhar duas colheres das de sopa de casca fatiada em um litro de água.

4) Cozinhar por dez minutos.

5) Abafar.

6) Deixar amornar até chegar à temperatura apropriada para beber.

7) Coar.

Quando e como usar o chá por cozimento da graviola

Indicação: Diabetes de adultos.

Modo de usar: Tomar duas xícaras de chá ao dia. Repetir o tratamento. Fazer o controle da glicose e não substituir o tratamento convencional.

Contraindicação: O chá deve ser evitado na gravidez e lactação.

Capítulo II – Chás simples por cozimento

Insulina (Cissus sicyoides)

CHÁ DA INSULINA

Forma do chá: Cozimento.
Forma de uso: Para uso oral.
Material utilizado: As folhas.
Modo de preparar:
1) Preparar o chá utilizando uma folha média para uma xícara das de chá de água.
2) Picar a folha.
3) Colocar para ferver por cinco minutos.
4) Abafar.
5) Deixar amornar até chegar à temperatura apropriada para beber.
6) Coar.

Quando e como usar o chá por cozimento da insulina

Indicação: Diabetes de adultos.
Modo de usar: Tomar duas xícaras de chá ao dia. Repetir o tratamento. Fazer o controle da glicose e não substituir o tratamento convencional.

Contraindicação: Não consta da literatura consultada, porém não se deve ultrapassar a dosagem.
Precaução: Existe relato de pessoas que entraram em choque hipoglicêmico.

Jatobá (Hymenaea microphylla)

CHÁ DA CASCA DO JATOBÁ

Forma do chá: Cozimento.
Forma de uso: Para uso oral.

Material utilizado: As cascas.
Modo de preparar:
1) Lavar as cascas.
2) Fatiar as cascas.
3) Cozinhar duas colheres das de sopa de casca fatiada em um litro de água.
4) Cozinhar por dez minutos.
5) Abafar.
6) Deixar amornar até chegar à temperatura apropriada para beber.
7) Coar.

Quando e como usar o chá por cozimento do jatobá

Indicação: Problema da próstata.

Modo de usar: Tomar duas xícaras de chá ao dia, pelo tempo necessário à cura ou ao alívio.

Contraindicação: Não consta da literatura consultada, porém não se deve ultrapassar a dosagem.

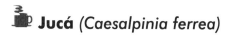 **Jucá** *(Caesalpinia ferrea)*

CHÁ DA CASCA DO JUCÁ

Forma do chá: Cozimento.
Forma de uso: Para uso oral.
Material utilizado: A casca.
Modo de preparar:
1) Cozinhar duas colheres das de sopa de casca fatiada de jatobá em um litro de água.
2) Ferver por vinte minutos.
3) Abafar.
4) Deixar amornar até chegar à temperatura apropriada para beber.
5) Coar.

Quando e como usar o chá por cozimento da casca do jucá

Indicação: Diabetes de adultos.

Modo de usar: Tomar duas xícaras de chá ao dia. Repetir o tratamento. Fazer o controle da glicose e não substituir o tratamento convencional.

Contraindicação: Não consta da literatura consultada, porém não se deve ultrapassar a dosagem.

 Maracujá *(Passiflora edulis)*

CHÁ DO MARACUJÁ

Forma do chá: Cozimento.
Forma de uso: Para uso oral.
Material utilizado: As folhas.
Modo de preparar:

1) Cortar três a quatro folhas em pequenos pedaços.

2) Preparar o chá utilizando as folhas picadas para uma xícara das de chá de água.

3) Colocar para ferver por cinco minutos.

4) Abafar.

5) Deixar amornar até chegar à temperatura apropriada para beber.

6) Coar.

Quando e como usar o chá por cozimento do maracujá

Indicação: Ansiedade, nervosismo.

Modo de usar: Tomar duas ou três xícaras de chá, ingeridas de meia em meia xícara, no decorrer do dia.

Indicação: Insônia eventual.
Modo de usar: Tomar uma xícara de chá à noite para induzir ao sono.

Indicação: Dor de cabeça de origem nervosa, calmante nas excitações nervosas, transtornos da menopausa.
Modo de usar: Tomar duas ou três xícaras de chá ao dia, quando necessário.

Contraindicação: O chá deve ser evitado por mulheres grávidas, em período de lactação ou na fase pré-menstrual e pessoa com pressão arterial baixa.

Precaução: Em alta dose pode causar náuseas, vômitos e convulsões. O fruto comido em grande quantidade dá sono e dificulta a digestão. Por causa do risco de intoxicação não se deve ultrapassar a dose indicada e o tratamento deve ser feito durante poucos dias.

 Melão-de-são-caetano *(Momordica charantia)*

CHÁ DAS FOLHAS E RAMOS DO MELÃO-DE-SÃO-CAETANO

Forma do chá: Cozimento.
Forma de uso: Para uso oral.
Material utilizado: As folhas e ramos.
Modo de preparar:

1) Preparar o chá utilizando uma colher das de sopa bem cheia de folhas e ramos picados para uma xícara das de chá de água.

2) Colocar para ferver por três a cinco minutos.

3) Abafar.

4) Deixar amornar até chegar à temperatura apropriada para beber.

5) Coar.

Capítulo II – Chás simples por cozimento

Quando e como usar o chá por cozimento do melão-de-são-caetano

Indicação: Diabetes de adultos.

Modo de usar: Tomar duas xícaras de chá ao dia. Repetir o tratamento. Fazer o controle da glicose e não substituir o tratamento convencional.

Contraindicação: Não consta da literatura consultada, porém não se deve ultrapassar a dosagem.

Mororó *(Bauhinia ungulata)* *(Bauhinia cheilantha)*

CHÁ DO MORORÓ

Forma do chá: Cozimento.

Forma de uso: Para uso oral.

Material utilizado: As folhas e cascas.

Modo de preparar:

1) Colocar para ferver uma colher das de sopa do pó das folhas e casca para uma xícara das de chá de água.

2) Ferver por três minutos.

3) Cobrir.

4) Deixar amornar até chegar à temperatura apropriada para beber.

5) Coar.

Quando e como usar o chá por cozimento do mororó

Indicação: Diabetes de adultos.

Modo de usar: Tomar uma xícara de chá, três vezes ao dia. Repetir o tratamento. Fazer o controle da glicose e não substituir o tratamento convencional

Contraindicação: Não consta da literatura consultada, porém não se deve ultrapassar a dosagem.

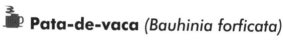 **Pata-de-vaca** *(Bauhinia forficata)*

CHÁ DA PATA-DE-VACA

Forma do chá: Cozimento.
Forma de uso: Para uso oral.
Material utilizado: As folhas.

Modo de preparar:

1) Colocar para ferver uma colher das de sopa de folhas secas picadas para uma xícara das de chá de água.
2) Ferver por três minutos.
3) Cobrir.
4) Deixar amornar até chegar à temperatura apropriada para beber.
5) Coar.

Quando e como usar o chá por cozimento da pata-de-vaca

Indicação: Diabetes de adultos.

Modo de usar: Tomar uma xícara de chá três vezes ao dia. Repetir o tratamento. Fazer o controle da glicose e não substituir o tratamento convencional.

Contraindicação: Não consta da literatura consultada, porém não se deve ultrapassar a dosagem.

Atenção: Tomar bastante cuidado para não confundir o mororó ou a verdadeira pata-de-vaca com outra planta do mesmo gênero, que é usada em ornamentação. Ela é bonita pela sua floração, mas não é medicinal.

Capítulo II – Chás simples por cozimento

Pau d'arco-roxo *(Tabebuia avellanedae)*

CHÁ DA ENTRECASCA DO PAU D'ARCO-ROXO

Forma do chá: Cozimento.
Forma de uso: Para uso oral.
Material utilizado: A entrecasca.
Modo de preparar - 1:
1) Cozinhar duas colheres das de sopa de entrecasca fatiada em um litro de água.
2) Ferver por dez minutos.
3) Abafar.
4) Deixar amornar até chegar à temperatura apropriada para beber.
5) Coar.

Quando e como usar o chá por cozimento da entrecasca do pau d'arco-roxo

Indicação: Gastrite.
Modo de usar: Tomar uma xícara de chá meia hora antes das principais refeições. Repetir o tratamento pelo tempo necessário à cura.

Indicação: Varizes, hemorroidas, úlceras.
Modo de usar: Tomar uma a três xícaras de chá ao dia. Repetir o tratamento pelo tempo necessário à cura ou alívio.

Modo de preparar - 2:
1) Fazer o chá por cozimento usando uma colher das de chá do pó da casca para cada xícara das de chá de água. Usar sempre esta proporção.
2) Cozinhar por 10 minutos.
3) Coar.

Quando e como usar o chá por cozimento do pau d'arco-roxo

Indicação: Evitar a formação de tumores.

Modo de usar: Tomar uma ou duas xícaras de chá ao dia.

Indicação: Varizes, hemorroidas, reumatismo, depurativo (após a sífilis).

Modo de usar: Tomar uma a três xícaras de chá ao dia. Repetir o tratamento pelo tempo necessário à cura ou alívio.

Contraindicação: O chá deve ser evitado por mulheres grávidas ou que estejam amamentando e pessoas que façam uso de medicamento que interfere com a coagulação ou com distúrbios da coagulação.

 Pega-pinto *(Boerhavia hirsuta)*

CHÁ DO PEGA-PINTO

Forma do chá: Cozimento.

Forma de uso: Para uso oral.

Material utilizado: A raiz.

Modo de preparar:

1) Cozinhar uma colher das de sopa de pequenos pedaços de raiz para uma xícara das de chá de água.

2) Ferver por cinco minutos.

3) Abafar.

4) Deixar amornar até chegar à temperatura apropriada para beber.

5) Coar.

Capítulo II – Chás simples por cozimento

Quando e como usar o chá por cozimento do pega-pinto

Indicação: Cistite.

Modo de usar: Tomar duas ou quatro xícaras de chá ao dia. Repetir o tratamento pelo tempo necessário à cura.

Indicação: Retenção urinária.

Modo de usar: Tomar uma xícara de chá duas ou três vezes ao dia. Repetir o tratamento pelo tempo necessário à cura.

Indicação: Excesso de ácido úrico.

Modo de usar: Tomar uma xícara de chá duas vezes ao dia. Repetir o tratamento pelo tempo necessário à cura.

Contraindicação: Não consta da literatura consultada, porém não se deve ultrapassar a dosagem.

 Quebra-pedra *(Phyllanthus amarus)*

CHÁ DO QUEBRA-PEDRA

Forma do chá: Cozimento.

Forma de uso: Para uso oral.

Material utilizado: A planta toda ou planta seca ou ramos.

Modo de preparar - 1:

1) Preparar o chá utilizando uma planta média toda (picada) ou uma colher das de sopa de planta seca triturada para uma xícara das de chá de água.

2) Colocar para ferver por cinco minutos.

3) Abafar.

4) Deixar amornar até chegar à temperatura apropriada para beber.

5) Coar.

Quando e como usar o chá por cozimento do quebra-pedra

Indicação: Cálculo renal.

Modo de usar: Tomar três xícaras de chá ao dia, pelo tempo necessário à expulsão das pedras.

Indicação: Excesso de ácido úrico, ação diurética, cistite, inflamação da bexiga, retenção urinária, nefrites, dor da bexiga, micção dolorosa.

Modo de usar: Tomar três xícaras de chá ao dia, pelo tempo necessário à cura.

Modo de preparar - 2:

1) Preparar o chá utilizando uma colher das de sopa de folhas e sementes para uma xícara das de chá de água.

2) Colocar para ferver por cinco minutos.

3) Abafar.

4) Coar.

Quando e como usar o chá por cozimento do quebra-pedra

Indicação: Diabetes de adultos.

Modo de usar: Tomar três xícaras de chá ao dia. Repetir o tratamento. Fazer o controle da glicose e não substituir o tratamento convencional.

Contraindicação: O chá deve ser evitado por mulheres grávidas ou que estejam amamentando.

Precaução: Evitar o uso do chá por mais de três semanas seguidas.

Capítulo II – Chás simples por cozimento

Sálvia *(Salvia officinalis)*

CHÁ DA SÁLVIA

Forma do chá: Cozimento.
Forma de uso: Para uso oral.
Material utilizado: As folhas.
Modo de preparar:

1) Colocar para ferver três colheres das de sopa em meio litro de água.
2) Ferver por cinco minutos.
3) Apagar o fogo e cobrir.
4) Colocar uma colher das de sobremesa de folhas e flores em uma xícara das de chá.
5) Adicionar água fervente.
6) Cobrir.
7) Deixar amornar até chegar à temperatura apropriada para beber.
8) Coar.

Quando e como usar o chá por cozimento da sálvia

Indicação: Pressão baixa.
Modo de usar: Tomar uma xícara de chá três vezes ao dia.

Contraindicação: O chá deve ser evitado por mulheres grávidas ou que estejam amamentando, epilépticos, pessoas que têm olhos e boca secos, e pessoas que usam medicação para o coração.

Precaução: O tratamento não deve se prolongar por muito tempo. Pode ser tóxico em altas doses, causando agitação, alucinações e convulsão.

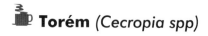 **Torém** *(Cecropia spp)*

CHÁ DO TORÉM

Forma do chá: Cozimento.

Forma de uso: Para uso oral.

Material utilizado: As folhas.

Modo de preparar:

1) Preparar o chá utilizando uma folha seca, sem os pecíolos, em meio litro de água.

2) Colocar a folha picada dentro de uma vasilha juntamente com a água.

3) Colocar para ferver por cinco minutos.

4) Abafar.

5) Deixar amornar até chegar à temperatura apropriada para beber.

6) Coar.

Quando e como usar o chá por cozimento do torém

Indicação: Ação diurética, pressão alta leve ou moderada.

Modo de usar: Tomar duas ou três xícaras de chá ao dia. Repetir o tratamento e controlar a pressão.

Indicação: Afecções renais.

Modo de usar: Tomar duas ou três xícaras de chá ao dia, pelo tempo necessário à cura.

Contraindicação: Não consta da literatura consultada, porém não se deve ultrapassar a dosagem.

Capítulo III
Chás simples por maceração

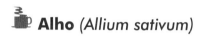 **Alho** *(Allium sativum)*

CHÁ DE ALHO

Forma do chá: Maceração.

Forma de uso: Para uso oral.

Material utilizado: O bulbo.

Modo de preparar:

1) Amassar um bulbo de alho em meio copo de água.

2) Deixar em maceração durante a noite.

3) Coar.

Quando e como usar o chá por maceração do alho

Indicação: Pressão alta leve ou moderada.

Modo de usar: Tomar o macerado em jejum, de manhã. Repetir o tratamento e fazer o controle da pressão.

Contraindicação: O macerado não é recomendado para gestantes, lactantes e pessoas que sofram de gastrite, debilidades estomacais, gastroduodenais e hepatopatias.

Precaução: Em dose alta pode provocar dor de cabeça, de estômago, dos rins, mau hálito, vômitos, diarreia e tonturas.

Aluman *(Vernonia condensata)*

CHÁ DO ALUMAN

Forma do chá: Maceração.
Forma de uso: Para uso oral.
Material utilizado: As folhas.
Modo de preparar:
1) Cortar cinco folhas frescas em pequenos pedaços.
2) Colocar as folhas picadas dentro de um copo com água.
3) Deixar em maceração por 10 horas.
4) Coar.

Quando e como usar o chá por maceração do aluman

Indicação: Ressaca alcoólica.

Modo de usar: Tomar o macerado duas ou três vezes ao dia. Recomenda-se tomar antes e após a ingestão de bebidas alcoólicas.

Contraindicação: O macerado não é recomendado na gravidez, na lactação e pacientes com doenças no fígado.

Ameixa *(Prunus domestica)*

CHÁ DA AMEIXA

Forma do chá: Maceração.
Forma de uso: Para uso oral.
Material utilizado: A fruta.
Modo de preparar:
1) Colocar três ameixas, sem sementes, em um copo de água.
2) Amassar bem as ameixas.
3) Deixar em maceração durante a noite.

Capítulo III – Chás simples por maceração

4) De manhã ferver por três minutos.
5) Deixar esfriar.

Quando e como usar o chá por maceração da ameixa

Indicação: Prisão de ventre ocasional.

Modo de usar: Depois de frio, tomar o macerado em jejum e comer as ameixas.

Contraindicação: Não consta na literatura consultada, porém não se deve ultrapassar a dosagem.

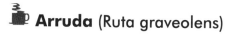

Arruda (Ruta graveolens)

CHÁ DA ARRUDA

Forma do chá: Maceração.
Forma de uso: Para uso oral.
Material utilizado: As folhas.
Modo de preparar:

1) Amassar em um pequeno pilão uma colher das de sobremesa de folhas.
2) Colocar em uma xícara das de chá.
3) Adicionar água fervente.
4) Deixar em maceração durante a noite.
5) Coar.

Quando e como usar o chá por maceração da arruda

Indicação: Menstruação escassa.

Modo de usar: Tomar o macerado, em jejum, durante os 10 dias que antecedem a menstruação.

Contraindicação: O macerado é contraindicado na suspeita de gravidez.

99

Cáscara-sagrada *(Rhamnus purshiana)*

CHÁ DA CÁSCARA-SAGRADA

Forma do chá: Maceração.

Forma de uso: Para uso oral.

Material utilizado: Pó das cascas.

Modo de preparar:

1) Colocar uma colher das de sopa de pó da casca dentro da xícara com água fria.

2) Deixar em maceração por 6 horas.

3) Coar.

Quando e como usar o chá por maceração da cáscara-sagrada

Indicação: Prisão de ventre ocasional.

Modo de usar: Tomar o macerado à noite, antes de deitar.

Contraindicação: O macerado deve ser evitado na gestação, lactação, menstruação e crise hemorroidal.

 ## Dente-de-leão *(Taraxacum officinalis)*

CHÁ DO DENTE-DE-LEÃO

Forma do chá: Maceração/cozimento.

Forma de uso: Para uso oral.

Material utilizado: As raízes.

Modo de preparar:

1) Colocar uma colher das de sopa de raízes picadas em uma xícara das de chá.

2) Completar com água.

3) Deixar em maceração por uma noite.

4) No dia seguinte, levar ao fogo para ferver.

Capítulo III – Chás simples por maceração

5) Quando ferver desligar o fogo.
6) Deixar amornar e coar.

Quando e como usar o chá por maceração do dente-de-leão

Indicação: Excesso de ácido úrico, excesso de colesterol, insuficiência hepática, cálculo biliar, inflamação do baço, nefrite, cistite, ação depurativa, ação diurética, ação laxante suave, melhorar o fluxo da urina.

Modo de usar: Tomar meia xícara das de chá de manhã, meia hora antes do desjejum e a outra meia xícara, meia hora após o desjejum. Repetir o tratamento pelo tempo necessário à cura.

Contraindicação: O macerado deve ser evitado na gestação e lactação.

 Malva-santa *(Plectranthus barbatus)*

CHÁ DA MALVA-SANTA

Forma do chá: Maceração.
Forma de uso: Para uso oral.
Material utilizado: As folhas.
Modo de preparar:
1) Cortar três a quatro folhas frescas em pequenos pedaços.
2) Colocar as folhas picadas dentro da xícara com água fria.
3) Deixar em maceração por 10 horas.
4) Coar.

Quando e como usar o chá por maceração da malva-santa

Indicação: Azia, má digestão.
Modo de usar: Tomar o macerado duas ou três vezes ao dia.

Indicação: Ressaca alcoólica.

Modo de usar: Tomar uma xícara do macerado quando necessário.

Contraindicação: O macerado deve ser evitado na gestação.

Precaução: O macerado em dose elevada pode causar irritação gástrica.

Capítulo IV
Chás compostos

 Abacateiro *(Persea gratissima)*
 Chá-mate *(Ilex paraguarienses)*
 Milho *(Zea mays)*

CHÁ DA FOLHA DO ABACATEIRO COM CHÁ-MATE E CABELO-DE-MILHO

Forma do chá: Infusão.
Forma de uso: Para uso oral.
Material utilizado: As folhas do abacateiro, cabelo-de-milho e chá-mate.
Modo de preparar:
1) Colocar uma colher das de sobremesa de folhas secas picadas do abacateiro, outra de cabelo-de-milho e outra do chá-mate em meio litro de água fervente.
2) Apagar o fogo.
3) Abafar.
4) Deixar amornar até chegar à temperatura apropriada para beber.
5) Coar.

Quando e como usar o chá do abacateiro com cabelo-de-milho e chá-mate

Indicação: Eliminar as toxinas, cálculo renal, infecções urinárias, cistite, gota, excesso de ácido úrico.

Modo de usar: Tomar duas ou três xícaras ao dia. Repetir o tratamento pelo tempo necessário à cura.

Contraindicação: O chá é contraindicado para mulheres grávidas ou que estejam amamentando.

Abacateiro *(Persea gratissima)*

Goiabeira-vermelha *(Psidium guajava)*

Pitanga *(Eugenia uniflora)*

CHÁ DA FOLHA DO ABACATEIRO COM GOIABEIRA-VERMELHA E PITANGA

Forma do chá: Cozimento.

Forma de uso: Para uso oral.

Material utilizado: Folhas do abacateiro, da goiabeira-vermelha e da pitanga.

Modo de preparar:

1) Colocar para ferver uma colher das de sopa de folhas picadas do abacateiro, outra da goiabeira-vermelha e outra de pitanga com um copo de água.
2) Ferver por cinco minutos.
3) Abafar.
4) Deixar esfriar.
5) Coar.

Quando e como usar o chá do abacateiro com goiabeira-vermelha e pitanga

Indicação: Diarreia de adultos.

Modo de usar: Tomar meia xícara após cada evacuação.

Contraindicação: O chá é contraindicado para mulheres grávidas ou que estejam amamentando.

Capítulo IV – Chás compostos

Abacateiro *(Persea gratissima)*
Milho *(Zea mays)*

CHÁ DA FOLHA DO ABACATEIRO COM CABELO-DE-MILHO

Forma do chá: Infusão.
Forma de uso: Para uso oral.
Material utilizado: As folhas do abacateiro e cabelo-de-milho.
Modo de preparar:
1) Colocar uma colher das de sopa de folhas secas picadas do abacateiro e outra do cabelo-de-milho em meio litro de água fervente.
2) Apagar o fogo.
3) Abafar.
4) Deixar amornar até chegar à temperatura apropriada para beber.
5) Coar.

Quando e como usar o chá do abacateiro com cabelo-de-milho

Indicação: Eliminar as toxinas.
Modo de usar: Tomar três xícaras de chá ao dia, quando necessário.

Contraindicação: O chá é contraindicado para mulheres grávidas ou que estejam amamentando.

Açafroa *(Curcuma longa)*
Camomila *(Matricaria chamomilla)*

CHÁ DA AÇAFROA COM CAMOMILA

Forma do chá: Infusão.
Forma de uso: Para uso oral.

Material utilizado: Os rizomas ou pó dos rizomas e flores da camomila.

Modo de preparar:

1) Colocar uma colher das de chá de rizoma fatiado ou meia colher das de chá de pó e uma colher das de sobremesa de flores da camomila em uma xícara das de chá.
2) Adicionar água fervente.
3) Cobrir.
4) Deixar esfriar.
5) Coar.

Quando e como usar o chá da açafroa com camomila

Indicação: Gripe.

Modo de usar: Tomar uma xícara duas ou três vezes ao dia.

Contraindicação: O chá deve ser evitado por mulheres grávidas, em período de lactação, pessoas com obstrução das vias biliares e crianças menores de 4 anos.

Alecrim *(Rosmarinus officinalis)*
Boldo-do-chile *(Peumus boldus)*

CHÁ DO ALECRIM COM BOLDO-DO-CHILE

Forma do chá: Infusão.

Forma de uso: Para uso oral.

Material utilizado: As folhas do alecrim e do boldo-do-chile.

Modo de preparar:

1) Colocar uma colher das de sobremesa de folhas do alecrim e outra do boldo-do-chile dentro de uma xícara das de chá.

Capítulo IV – Chás compostos

2) Adicionar água fervente.
3) Cobrir.
4) Deixar amornar até chegar à temperatura apropriada para beber.
5) Coar.

Quando e como usar o chá por infusão do alecrim com o boldo-do-chile

Indicação: Problema na bílis, insuficiência hepática.

Modo de usar: Tomar uma xícara de chá antes das principais refeições e à noite, ao deitar. Repetir o tratamento pelo tempo necessário à cura.

Contraindicação: Pela presença do alecrim e do boldo-do-chile o chá deve ser evitado por mulheres grávidas ou em período de lactação, pelos menores de 12 anos, epilépticos, pessoas com pressão arterial alta ou com diarreia e pessoas que sofrem de distúrbios prostáticos e dermatológicos. Pela presença do boldo-do-chile as pessoas com oclusão das vias biliares e hepatopatia grave devem evitar este chá.

Alecrim *(Rosmarinus officinalis)*

Erva-cidreira *(Lippia alba)*

CHÁ DO ALECRIM COM ERVA-CIDREIRA

Forma do chá: Infusão.
Forma de uso: Para uso oral.
Material utilizado: As folhas do alecrim e da erva-cidreira.
Modo de preparar:

1) Colocar uma colher das de sobremesa de folhas secas do alecrim e uma colher das de sopa bem cheia de folhas picadas da erva-cidreira dentro de uma xícara das de chá.

2) Adicionar água fervente.

3) Abafar.

4) Deixar amornar até chegar à temperatura apropriada para beber.

5) Coar.

Quando e como usar o chá do alecrim com erva-cidreira

Indicação: Enxaqueca.

Modo de usar: Tomar uma xícara de chá, antes ou depois das refeições. Repetir o tratamento.

Contraindicação: Pela presença do alecrim o chá deve ser evitado por mulheres grávidas, em período de lactação, menores de 12 anos, epilépticos, pessoas com pressão arterial alta ou com diarreia e as pessoas que sofrem de distúrbios prostáticos e dermatológicos.

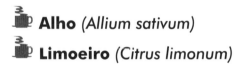

Alho *(Allium sativum)*

Limoeiro *(Citrus limonum)*

CHÁ DO ALHO COM LIMÃO

Forma do chá: Infusão.

Forma de uso: Para uso oral.

Material utilizado: O bulbo de alho e fruto do limão.

Modo de preparar:

1) Colocar um bulbo de alho descascado e esmagado em uma xícara das de chá.

2) Adicionar água fervente.

3) Tampar e deixar amornar.

4) Misturar com o suco de um limão.

5) Coar.

Capítulo IV – Chás compostos

Quando e como usar o chá do alho com limão

Indicação: Gripe.

Modo de usar: Tomar uma ou duas xícaras de chá no decorrer do dia. O chá deve ser tomado morno.

Contraindicação: Pela presença do alho o chá não é recomendado para gestantes, lactantes e pessoas que sofram de gastrite, debilidades estomacais, gastroduodenais e hepatopatias.

 Assa-peixe *(Vernonia polyanthes)*
 Bardana *(Arctium lappa)*
 Erva-de-bicho *(Polygonum acre)*

CHÁ DO ASSA-PEIXE COM BARDANA E ERVA-DE-BICHO

Forma do chá: Cozimento.

Forma de uso: Para uso oral.

Material utilizado: As folhas do assa-peixe, raízes da bardana e a parte aérea da erva-de-bicho.

Modo de preparar:

1) Colocar para ferver uma colher das de sobremesa de folhas do assa-peixe, outra de raízes da bardana e outra da parte aérea da erva-de-bicho com meio litro de água.

2) Ferver por cinco minutos.

3) Abafar.

4) Deixar amornar até chegar à temperatura apropriada para beber.

5) Coar.

A cura que vem dos chás

Quando e como usar o chá do assa-peixe com bardana e erva-de-bicho

Indicação: Varizes, hemorroidas.

Modo de usar: Tomar duas xícaras de chá ao dia. Repetir o tratamento pelo tempo necessário ao alívio.

Contraindicação: O chá deve ser evitado por mulheres grávidas ou que estejam amamentando.

Camomila *(Matricaria chamomilla)*
Erva-cidreira *(Lippia alba)*

CHÁ DA CAMOMILA COM ERVA-CIDREIRA

Forma do chá: Infusão.

Forma de uso: Para uso oral.

Material utilizado: As flores da camomila e folhas da erva-cidreira.

Modo de preparar:

1) Colocar uma colher das de sobremesa de flores secas de camomila e uma colher das de sopa de folhas picadas da erva-cidreira dentro de uma xícara das de chá.

2) Adicionar água fervente.

3) Abafar.

4) Deixar esfriar.

5 Coar.

Quando e como usar o chá da erva-camomila com erva-cidreira

Indicação: Febre.

Modo de usar: Tomar meia xícara de chá em pequenos intervalos, enquanto persistir a febre.

Indicação: Vômitos.
Modo de usar: Tomar o chá em pequenos goles.

Indicação: Auxiliar da digestão.
Modo de usar: Tomar uma xícara de chá após as principais refeições.

Indicação: Gases estomacais.
Modo de usar: Tomar duas xícaras de chá no decorrer do dia.

Contraindicação: O chá deve ser evitado na gravidez e lactação.

Camomila *(Matricaria chamomilla)*
Erva-doce *(Pimpinella anisum)*

CHÁ DA CAMOMILA COM ERVA-DOCE

Forma do chá: Infusão.
Forma de uso: Para uso oral.
Material utilizado: As flores da camomila e os frutos-semente da erva-doce.
Modo de preparar:
1) Colocar uma colher das de sobremesa de flores da camomila e outra de frutos-semente da erva-doce dentro de uma xícara das de chá.
2) Adicionar água fervente.
3) Abafar.
4) Deixar amornar até chegar à temperatura apropriada para beber.
5) Coar.

Quando e como usar o chá da camomila com erva-doce

Indicação: Auxiliar da digestão.

Modo de usar: Tomar uma xícara de chá após as principais refeições.

Indicação: Gases estomacais.

Modo de usar: Tomar duas xícaras de chá no decorrer do dia.

Contraindicação: O chá deve ser evitado na gravidez e lactação.

Camomila *(Matricaria chamomilla)*

Eucalipto medicinal *(Eucalyptus globulus)*

CHÁ DA CAMOMILA COM EUCALIPTO MEDICINAL

Forma do chá: Infusão.

Forma de uso: Para uso oral.

Material utilizado: As flores da camomila e folhas do eucalipto medicinal.

Modo de preparar:

1) Colocar uma colher das de sobremesa de flores de camomila e uma colher das de sopa de folhas do eucalipto medicinal dentro de uma xícara das de chá.

2) Adicionar água fervente.

3) Abafar.

4) Deixar amornar até chegar à temperatura apropriada para beber.

5) Coar.

Capítulo IV – Chás compostos

Quando e como usar o chá da camomila com eucalipto medicinal

Indicação: Febre.

Modo de usar: Tomar meia xícara de chá em pequenos intervalos, enquanto persistir a febre.

Contraindicação: O chá deve ser evitado por mulheres grávidas ou que estejam amamentando.

Camomila *(Matricaria chamomilla)*

Hortelã-japonesa *(Mentha arvensis)*

CHÁ DA CAMOMILA COM HORTELÃ-JAPONESA

Forma do chá: Infusão.

Forma de uso: Para uso oral.

Material utilizado: As flores da camomila e folhas frescas da hortelã-japonesa.

Modo de preparar:

1) Colocar uma colher das de sobremesa de flores secas de camomila e uma colher das de sopa de folhas da hortelã-japonesa picadas dentro de uma xícara das de chá.

2) Adicionar água fervente.

3) Abafar.

4) Deixar amornar até chegar à temperatura apropriada para beber.

5) Coar.

Quando e como usar o chá da hortelã-japonesa com camomila

Indicação: Transtornos da menopausa.

Modo de usar: Tomar duas ou três xícaras de chá ao dia. Repetir o tratamento.

Indicação: Gases estomacais.

Modo de usar: Tomar uma ou duas xícaras de chá no decorrer do dia.

Contraindicação: O chá deve ser evitado na gravidez e lactação.

 Camomila *(Matricaria chamomilla)*
 Laranjeira *(Citrus aurantium)*

CHÁ DA CAMOMILA COM LARANJEIRA

Forma do chá: Infusão.

Forma de uso: Para uso oral.

Material utilizado: As flores da camomila e folhas ou flores da laranjeira.

Modo de preparar:

1) Colocar uma colher das de sobremesa de flores de camomila e outra de folhas picadas, ou flores, da laranjeira dentro de uma xícara das de chá.

2) Adicionar água fervente.

3) Abafar.

4) Deixar amornar até chegar à temperatura apropriada para beber.

5) Coar.

Quando e como usar o chá da camomila com laranjeira

Indicação: Insônia eventual.

Modo de usar: Tomar uma xícara de chá à noite para induzir ao sono.

Contraindicação: O chá deve ser evitado por mulheres grávidas ou que estejam amamentando.

Capítulo IV – Chás compostos

 Camomila *(Matricaria chamomilla)*
 Maracujá *(Passiflora edulis)*
 Mulungu *(Erythrina mulungu)*

CHÁ DA CAMOMILA COM MARACUJÁ E MULUNGU

Forma do chá: Infusão.

Forma de uso: Para uso oral.

Material utilizado: As flores da camomila, folhas do maracujá e as cascas do tronco e ramos ou pó do mulungu.

Modo de preparar:

1) Colocar uma colher das de sobremesa de flores de camomila, uma colher das de sopa de folhas picadas do maracujá e uma colher das de sobremesa de cascas do tronco e ramos ou pó do mulungu em meio litro de água fervente.

2) Apagar o fogo.

3) Abafar.

4) Deixar amornar até chegar à temperatura apropriada para beber.

5) Coar.

Quando e como usar o chá da camomila com maracujá e mulungu

Indicação: Indisposição.

Modo de usar: Tomar duas xícaras ao dia quando necessário. A última ao deitar.

Contraindicação: O chá deve ser evitado por mulheres grávidas ou que estejam amamentando.

Camomila *(Matricaria chamomilla)*
Maracujá *(Passiflora edulis)*
Sálvia *(Salvia officinalis)*

CHÁ DA CAMOMILA COM MARACUJÁ E SÁLVIA

Forma do chá: Infusão.

Forma de uso: Para uso oral.

Material utilizado: As flores da camomila, folhas do maracujá e folhas e flores da sálvia.

Modo de preparar:

1) Colocar uma colher das de sobremesa de flores de camomila, uma colher das de sopa de folhas secas picadas do maracujá e uma colher das de sobremesa de folhas e flores da sálvia em meio litro de água fervente.

2) Apagar o fogo.

3) Abafar.

4) Deixar amornar até chegar à temperatura apropriada para beber.

5) Coar.

Quando e como usar o chá da camomila com maracujá e sálvia

Indicação: Transtornos da menopausa.

Modo de usar: Tomar duas xícaras ao dia quando necessário.

Contraindicação: Não consta na literatura consultada.

Capítulo IV – Chás compostos

 Capim-santo *(Cymbopogon citratus)*

 Laranjeira *(Citrus aurantium)*

CHÁ DO CAPIM-SANTO COM FLORES DA LARANJEIRA

Forma do chá: Infusão.

Forma de uso: Para uso oral.

Material utilizado: As folhas do capim-santo e flores da laranjeira.

Modo de preparar:

1) Colocar uma colher das de sopa de folhas picadas do capim-santo e uma colher das de sobremesa de flores da laranjeira dentro de uma xícara das de chá.

2) Adicionar água fervente.

3) Abafar.

4) Deixar amornar até chegar à temperatura apropriada para beber.

5) Coar.

Quando e como usar o chá do capim-santo com laranjeira

Indicação: Insônia eventual.

Modo de usar: Tomar uma xícara de chá à noite para induzir ao sono.

Contraindicação: O chá deve ser evitado por mulheres grávidas.

☕ **Cavalinha** *(Equisetum arvensis)*
☕ **Milho** *(Zea mays)*
☕ **Quebra-pedra** *(Phyllanthus amarus)*

CHÁ DA CAVALINHA COM CABELO-DE-MILHO E QUEBRA-PEDRA

Forma do chá: Cozimento.

Forma de uso: Para uso oral.

Material utilizado: A planta seca da cavalinha, cabelo-de-milho e planta seca do quebra-pedra.

Modo de preparar:

1) Colocar para ferver uma colher das de sobremesa de planta seca da cavalinha, outra de cabelo-de-milho e outra de planta seca do quebra-pedra com meio litro de água.

2) Ferver por cinco minutos.

3) Cobrir.

4) Deixar amornar até chegar à temperatura apropriada para beber.

5) Coar.

Quando e como usar o chá por cozimento da cavalinha com cabelo-de-milho e quebra-pedra

Indicação: Cistite, problema da próstata.

Modo de usar: Tomar duas ou três xícaras ao dia.

Contraindicação: Não consta na literatura consultada.

Capítulo IV – Chás compostos

Cavalinha *(Equisetum arvensis)*

Capim-santo *(Cymbopogon citratus)*

Carqueja *(Beccharis trimera)*

CHÁ DA CAVALINHA COM CAPIM-SANTO E CARQUEJA

Forma do chá: Cozimento.

Forma de uso: Para uso oral.

Material utilizado: A planta seca da cavalinha, folhas secas do capim-santo, plantas secas da carqueja.

Modo de preparar:

1) Colocar para ferver uma colher das de sobremesa de planta seca da cavalinha, outra de folhas secas do capim-santo e outra de planta seca da carqueja com meio litro de água.

2) Ferver por cinco minutos.

3) Cobrir.

4) Deixar amornar até chegar à temperatura apropriada para beber.

5) Coar.

Quando e como usar o chá por cozimento da cavalinha com capim-santo e carqueja

Indicação: Auxiliar no regime de emagrecimento.

Modo de usar: Tomar o chá ao longo do dia com uma dieta balanceada.

Contraindicação: O chá deve ser evitado por mulheres grávidas ou que estejam amamentando.

Precaução: O chá é muito diurético.

Cavalinha *(Equisetum arvensis)*
Graviola *(Annona muricata)*
Carqueja *(Beccharis trimera)*

CHÁ DA CAVALINHA COM GRAVIOLA E CARQUEJA

Forma do chá: Cozimento.

Forma de uso: Para uso oral.

Material utilizado: A planta seca da cavalinha, as folhas secas da graviola e planta seca da carqueja.

Modo de preparar:

1) Colocar para ferver uma colher das de sobremesa de planta seca da cavalinha, outra de folhas secas da graviola e outra de planta seca da carqueja com meio litro de água.

2) Ferver por cinco minutos.

3) Cobrir.

4) Deixar amornar até chegar à temperatura apropriada para beber.

5) Coar.

Quando e como usar o chá por cozimento da cavalinha com graviola e carqueja

Indicação: Auxiliar no regime de emagrecimento.

Modo de usar: Tomar o chá ao longo do dia com uma dieta balanceada.

Contraindicação: O chá deve ser evitado na gravidez e lactação.

Precaução: O chá é muito diurético.

Capítulo IV – Chás compostos

 Cavalinha *(Equisetum arvensis)*
 Sena *(Senna alexandrina)*
 Carqueja *(Beccharis trimera)*

CHÁ DA CAVALINHA COM SENA E CARQUEJA

Forma do chá: Cozimento.

Forma de uso: Para uso oral.

Material utilizado: A planta seca da cavalinha, as folhas secas da sena e planta seca da carqueja.

Modo de preparar:

1) Colocar para ferver uma colher das de sobremesa da planta seca da cavalinha, outra de folhas secas da sena e outra de planta seca da carqueja com meio litro de água.

2) Ferver por cinco minutos.

3) Cobrir.

4) Deixar amornar até chegar à temperatura apropriada para beber.

5) Coar.

Quando e como usar o chá por cozimento da cavalinha com sena e carqueja

Indicação: Auxiliar no regime de emagrecimento.

Modo de usar: Tomar o chá ao longo do dia com uma dieta balanceada.

Contraindicação: O chá deve ser evitado na gravidez e lactação.

Precaução: O chá é muito diurético.

Erva-cidreira *(Lippia alba)*
Hortelã-japonesa *(Mentha arvensis)*

CHÁ DA ERVA-CIDREIRA COM HORTELÃ-JAPONESA

Forma do chá: Infusão.

Forma de uso: Para uso oral.

Material utilizado: As folhas da erva-cidreira e da hortelã-japonesa.

Modo de preparar:

1) Colocar uma colher das de sopa de folhas picadas da erva-cidreira e outra da hortelã-japonesa dentro de uma xícara das de chá.

2) Adicionar água fervente.

3) Abafar.

4) Deixar amornar até chegar à temperatura apropriada para beber.

5) Coar.

Quando e como usar o chá da erva-cidreira com hortelã-japonesa

Indicação: Auxiliar da digestão.

Modo de usar: Tomar uma xícara de chá após as principais refeições.

Indicação: Gases estomacais.

Modo de usar: Tomar duas xícaras de chá no decorrer do dia.

Contraindicação: O chá deve ser evitado na gravidez e lactação.

Capítulo IV – Chás compostos

 Erva-cidreira *(Lippia alba)*
 Maracujá *(Passiflora edulis)*
 Laranjeira *(Citrus aurantium)*

CHÁ DA ERVA-CIDREIRA COM MARACUJÁ E FLORES DA LARANJEIRA

Forma do chá: Infusão.

Forma de uso: Para uso oral.

Material utilizado: As folhas da erva-cidreira, folhas do maracujá e flores da laranjeira.

Modo de preparar:

1) Colocar uma colher das de sopa de folhas picadas da erva-cidreira, outra de folhas secas do maracujá e outra de flores da laranjeira em meio litro de água fervente.

2) Apagar o fogo.

3) Abafar.

4) Deixar amornar até chegar à temperatura apropriada para beber.

5) Coar.

Quando e como usar o chá da erva-cidreira com maracujá e laranjeira

Indicação: Calmante.

Modo de usar: Tomar uma xícara duas ou três vezes ao dia.

Contraindicação: O chá deve ser evitado na gravidez e lactação.

Erva-doce *(Pimpinella anisum)*
Erva-cidreira *(Lippia alba)*

CHÁ DA ERVA-DOCE COM ERVA-CIDREIRA

Forma do chá: Infusão.

Forma de uso: Para uso oral.

Material utilizado: Os frutos-semente da erva-doce e folhas da erva-cidreira.

Modo de preparar:

1) Colocar uma colher das de sobremesa de frutos-semente da erva-doce e uma colher das de sopa bem cheia de folhas picadas da erva-cidreira dentro de uma xícara das de chá.

2) Adicionar água fervente.

3) Abafar.

4) Deixar amornar até chegar à temperatura apropriada para beber.

5) Coar.

Quando e como usar o chá da erva-doce com erva-cidreira

Indicação: Auxiliar da digestão.

Modo de usar: Tomar uma xícara de chá após as principais refeições.

Indicação: Gases estomacais.

Modo de usar: Tomar duas xícaras de chá no decorrer do dia.

Contraindicação: O chá deve ser evitado na gravidez e lactação.

Capítulo IV – Chás compostos

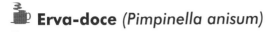 **Erva-doce** *(Pimpinella anisum)*
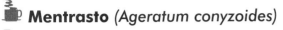 **Mentrasto** *(Ageratum conyzoides)*
Louro *(Laurus nobilis)*

CHÁ DA ERVA-DOCE COM MENTRASTO E LOURO

Forma do chá: Cozimento.

Forma de uso: Para uso oral.

Material utilizado: Os frutos-semente da erva-doce, folhas do mentrasto e folhas do louro.

Modo de preparar:

1) Colocar para ferver uma colher das de sopa de erva-doce, dez folhas do mentrasto e oito folhas do louro com meio litro de água fervente.

2) Ferver por cinco minutos.

3) Apagar o fogo.

4) Abafar.

5) Deixar amornar até chegar à temperatura apropriada para beber.

6) Coar.

Quando e como usar o chá da erva-doce com mentrasto e louro

Indicação: Cólicas menstruais.

Modo de usar: Tomar meia xícara de 4 em 4 horas. Tomar só no dia das crises.

Contraindicação: Não consta na literatura consultada.

☕ Gengibre *(Zingiber officinale)*
☕ Canela *(Cinnamomum zeylanicum)*

CHÁ DO GENGIBRE COM CANELA

Forma do chá: Infusão.

Forma de uso: Para uso oral.

Material utilizado: O rizoma do gengibre e cascas da canela.

Modo de preparar:

1) Colocar uma colher das de sobremesa de cascas picadas de canela e outra de rizoma de gengibre em uma xícara das de chá.

2) Adicionar água fervente.

3) Tampar e deixar amornar até chegar à temperatura apropriada para beber.

4) Coar.

Quando e como usar o chá do gengibre com canela

Indicação: Gripe.

Modo de usar: Tomar meia xícara de chá três vezes ao dia ou uma antes de deitar. Adoçar com mel.

Contraindicação: Pela presença da canela o chá deve ser evitado na gestação, lactação e em crianças, e pela presença do gengibre por pessoas com problemas de cálculos biliares e gastrite.

☕ Hortelã-japonesa *(Mentha arvensis)*
☕ Erva-doce *(Pimpinella anisum)*

CHÁ DA HORTELÃ-JAPONESA COM ERVA-DOCE

Forma do chá: Infusão.

Capítulo IV – Chás compostos

Forma de uso: Para uso oral.

Material utilizado: As folhas frescas da hortelã-japonesa e frutos-semente da erva-doce.

Modo de preparar:

1) Colocar uma colher das de sopa de folhas picadas da hortelã-japonesa e uma colher das de sobremesa de frutos-semente da erva-doce dentro de uma xícara das de chá.

2) Adicionar água fervente.

3) Abafar.

4) Deixar esfriar.

5) Coar.

Quando e como usar o chá da hortelã-japonesa com erva-doce

Indicação: Gases estomacais.

Modo de usar: Tomar duas ou três xícaras de chá no decorrer do dia.

Contraindicação: O chá deve ser evitado na gravidez e lactação.

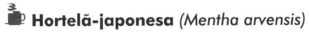
Hortelã-japonesa *(Mentha arvensis)*

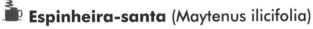
Espinheira-santa *(Maytenus ilicifolia)*

CHÁ DA HORTELÃ-JAPONESA COM ESPINHEIRA-SANTA

Forma do chá: Infusão.

Forma de uso: Para uso oral.

Material utilizado: As folhas da hortelã-japonesa e da espinheira-santa.

Modo de preparar:

1) Colocar uma colher das de sopa de folhas picadas da hortelã-japonesa e uma colher das de sobremesa de folhas secas da espinheira-santa em uma xícara das de chá.
2) Adicionar água fervente.
3) Tampar e deixar esfriar.
4) Coar.

Quando e como usar o chá da hortelã-japonesa com espinheira-santa

Indicação: Cólicas estomacais, azia.

Modo de usar: Tomar uma ou duas xícaras de chá no decorrer do dia.

Contraindicação: O chá deve ser evitado na gravidez e lactação.

 Hortelã-pimenta *(Mentha arvensis)*

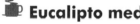 **Eucalipto medicinal** *(Eucalyptus globulus)*

CHÁ DA HORTELÃ-PIMENTA COM EUCALIPTO MEDICINAL

Forma do chá: Infusão.

Forma de uso: Para uso oral.

Material utilizado: As folhas frescas da hortelã-pimenta e folhas do eucalipto medicinal.

Modo de preparar:

1) Colocar uma colher das de sopa de folhas picadas da hortelã-pimenta e outra do eucalipto medicinal em uma xícara das de chá.
2) Adicionar água fervente.

Capítulo IV – Chás compostos

3) Abafar.
4) Deixar esfriar.
5) Coar.

Quando e como usar o chá da hortelã-pimenta com eucalipto medicinal

Indicação: Catarro no peito.

Modo de usar: Tomar duas ou três xícaras de chá no decorrer do dia.

Contraindicação: O chá deve ser evitado na gravidez e lactação.

 Hortelã-pimenta (*Mentha x piperita*)
 Sabugueiro (*Sambucus australis*)

CHÁ DA HORTELÃ-PIMENTA COM SABUGUEIRO

Forma do chá: Infusão.

Forma de uso: Para uso oral.

Material utilizado: As folhas da hortelã-pimenta e flores do sabugueiro.

Modo de preparar:

1) Colocar uma colher das de sopa de folhas picadas da hortelã-pimenta e uma colher das de sobremesa de flores secas do sabugueiro dentro de uma xícara das de chá.
2) Adicionar água fervente.
3) Abafar.
4) Deixar esfriar.
5) Coar.

129

Quando e como usar o chá da hortelã-pimenta com sabugueiro

Indicação: Febre.

Modo de usar: Tomar meia xícara de chá em pequenos intervalos, enquanto persistir a febre.

Contraindicação: O chá deve ser evitado na gravidez e lactação.

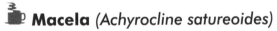
Macela *(Achyrocline satureoides)*

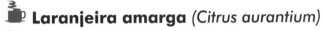
Laranjeira amarga *(Citrus aurantium)*

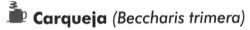
Carqueja *(Beccharis trimera)*

CHÁ DA MACELA COM CASCAS DE LARANJA AMARGA E CARQUEJA

Forma do chá: Infusão.

Forma de uso: Para uso oral.

Material utilizado: As inflorescências da macela, cascas da laranja amarga e planta seca da carqueja.

Modo de preparar:

1) Colocar uma colher das de chá de inflorescências secas da macela, uma colher das de sopa de cascas do fruto da laranjeira amarga e uma colher das de chá de planta seca de carqueja em uma xícara das de chá.

2) Adicionar água fervente.

3) Cobrir.

4) Deixar esfriar.

5) Coar.

Capítulo IV – Chás compostos

Quando e como usar o chá por infusão da macela com cascas de laranja amarga e carqueja

Indicação: Gastrite.

Modo de usar: Tomar uma xícara de chá antes das principais refeições. Repetir o tratamento pelo tempo necessário à cura.

Contraindicação: O chá deve ser evitado na gravidez e lactação.

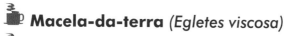
Macela-da-terra *(Egletes viscosa)*

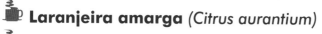
Laranjeira amarga *(Citrus aurantium)*

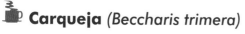
Carqueja *(Beccharis trimera)*

CHÁ DA MACELA-DA-TERRA COM CASCAS DE LARANJA AMARGA E CARQUEJA

Forma do chá: Infusão.

Forma de uso: Para uso oral.

Material utilizado: Os capítulos florais da macela-da-terra, cascas da laranja amarga e planta seca da carqueja.

Modo de preparar:

1) Colocar seis capítulos florais secos da macela-da-terra, uma colher das de sopa de cascas do fruto da laranjeira amarga e uma colher das de chá de planta seca de carqueja em uma xícara das de chá.

2) Adicionar água fervente.

3) Cobrir.

4) Deixar esfriar.

5) Coar.

Quando e como usar o chá por infusão da macela-da-terra com cascas de laranja amarga e carqueja

Indicação: Gastrite.

Modo de usar: Tomar uma xícara de chá antes das principais refeições. Repetir o tratamento pelo tempo necessário à cura.

Contraindicação: Não consta na literatura consultada, porém não se deve ultrapassar a dosagem.

 Malva-santa *(Plectranthus barbatus)*

 Macela-da-terra *(Egletes viscosa)*

CHÁ DA MALVA-SANTA COM MACELA-DA-TERRA

Forma do chá: Infusão.

Forma de uso: Para uso oral.

Material utilizado: As folhas frescas da malva-santa e os capítulos florais da macela-da-terra.

Modo de preparar:

1) Colocar uma colher das de sopa bem cheia de folhas picadas de malva-santa e oito capítulos florais secos da macela-da-terra dentro de uma xícara das de chá.

2) Adicionar água fervente.

3) Abafar.

4) Deixar esfriar.

5) Coar.

Capítulo IV – Chás compostos

Quando e como usar o chá da malva-santa com macela-da-terra

Indicação: Azia, acidez, mal-estar gástrico, gastrite.

Modo de usar: Tomar duas xícaras de chá ao dia, durante o tempo necessário à cura.

Indicação: Má digestão.

Modo de usar: Tomar uma xícara de chá após as principais refeições.

Contraindicação: Não consta da literatura consultada, porém não se deve ultrapassar a dosagem.

 Maracujá *(Passiflora edulis)*

 Camomila *(Matricaria chamomilla)*

CHÁ DO MARACUJÁ COM CAMOMILA

Forma do chá: Infusão.

Forma de uso: Para uso oral.

Material utilizado: As folhas do maracujá e flores da camomila.

Modo de preparar:

1) Colocar uma colher das de sopa de folhas picadas de maracujá e uma colher das de sobremesa de flores de camomila dentro de uma xícara das de chá.

2) Adicionar água fervente.

3) Abafar.

4) Deixar amornar até chegar à temperatura apropriada para beber.

5) Coar.

Quando e como usar o chá do maracujá com camomila

Indicação: Insônia eventual.

Modo de usar: Tomar uma xícara de chá à noite para induzir ao sono.

Contraindicação: O chá deve ser evitado na gravidez e lactação. Pela presença do maracujá deve ser evitado na fase pré-menstrual e por pessoas com pressão arterial baixa.

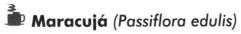 **Maracujá** *(Passiflora edulis)*

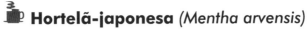 **Hortelã-japonesa** *(Mentha arvensis)*

CHÁ DO MARACUJÁ COM HORTELÃ-JAPONESA

Forma do chá: Infusão.

Forma de uso: Para uso oral.

Material utilizado: As folhas frescas do maracujá e da hortelã-japonesa.

Modo de preparar:

1) Colocar uma colher das de sopa de folhas picadas de maracujá e outra de hortelã-japonesa dentro de uma xícara das de chá.

2) Adicionar água fervente.

3) Abafar.

4) Deixar amornar até chegar à temperatura apropriada para beber.

5) Coar.

Quando e como usar o chá do maracujá com hortelã-japonesa

Indicação: Menstruações dolorosas, transtornos da menopausa, tensão pré-menstrual.

Capítulo IV – Chás compostos

Modo de usar: Tomar duas ou três xícaras de chá ao dia. Repetir tratamento.

Contraindicação: O chá deve ser evitado na gravidez e lactação. Pela presença do maracujá deve ser evitado na fase pré-menstrual e por pessoa com pressão arterial baixa.

 Maracujá *(Passiflora edulis)*
 Laranjeira *(Citrus aurantium)*

CHÁ DO MARACUJÁ COM LARANJEIRA

Forma do chá: Infusão.
Forma de uso: Para uso oral.
Material utilizado: As folhas do maracujá e folhas ou flor da laranjeira.
Modo de preparar:
1) Colocar uma colher das de sopa de folhas picadas de maracujá e outra de folhas picadas, ou flor da laranjeira, dentro de uma xícara das de chá.
2) Adicionar água fervente.
3) Abafar.
4) Deixar amornar até chegar à temperatura apropriada para beber.
5) Coar.

Quando e como usar o chá do maracujá com laranjeira

Indicação: Insônia eventual.
Modo de usar: Tomar uma xícara de chá à noite para induzir ao sono.

Contraindicação: O chá deve ser evitado na gravidez e lactação. Pela presença do maracujá deve ser evitado na fase pré-menstrual e por pessoas com pressão arterial baixa.

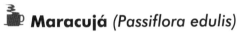 **Maracujá** *(Passiflora edulis)*
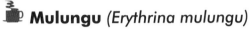 **Mulungu** *(Erythrina mulungu)*

CHÁ DO MARACUJÁ COM MULUNGU

Forma do chá: Infusão.
Forma de uso: Para uso oral.
Material utilizado: As cascas do tronco e ramos ou pó do mulungu e folhas do maracujá.
Modo de preparar:
1) Colocar uma folha de maracujá picada e uma colher das de sobremesa de casca do tronco e ramos secos moídos ou uma colher das de chá de pó do mulungu em uma xícara das de chá.
2) Adicionar água fervente.
3) Cobrir.
4) Deixar amornar até chegar à temperatura apropriada para beber.
5) Coar.

Quando e como usar o chá por infusão do maracujá com o mulungu

Indicação: Tensão nervosa.
Modo de usar: Tomar duas ou três xícaras de chá no decorrer do dia.

Contraindicação: O chá deve ser evitado na gravidez e lactação. Pela presença do maracujá deve ser evitado na fase pré-menstrual e por pessoa com pressão arterial baixa; pela presença do mulungu por pessoas com insuficiência cardíaca e arritmias do coração.

Capítulo V
Chás com mel

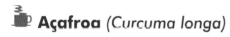 **Açafroa** *(Curcuma longa)*

CHÁ DA AÇAFROA

Forma do chá: Infusão
Forma de uso: Para uso oral.
Material utilizado: O pó do rizoma e mel.
Modo de preparar:
1) Colocar meia colher das de chá de pó do rizoma em uma xícara das de chá.
2) Adicionar água fervente.
3) Cobrir.
4) Deixar amornar.
5) Juntar com mel de abelha.

Quando e como usar o chá por infusão da açafroa
Indicação: Gripe.
Modo de usar: Tomar o chá três vezes no decorrer do dia.

Contraindicação: O chá deve ser evitado por mulheres grávidas, em período de lactação, pessoas com obstrução das vias biliares, diabéticos e crianças menores de 4 anos.
Precaução: Doses acima do recomendado podem causar alteração no sistema nervoso e provocar aborto.

Agrião *(Nasturtium officinale)*

CHÁ DO AGRIÃO COM MEL

Forma do chá: Infusão.

Forma de uso: Para uso oral.

Material utilizado: Folhas e talos do agrião das hortas e mel.

Modo de preparar o chá do agrião com mel:

1) Colocar um punhado de folhas e talos do agrião das hortas cortados em pequenos pedaços em uma vasilha, juntamente com uma xícara das de chá de água fervente.

2) Abafar por 10 minutos.

3) Deixar esfriar.

4) Coar.

5) Fazer uma mistura de duas partes de chá para uma parte de mel.

6) Fazer uma boa mistura.

Quando e como usar o chá do agrião com mel

Indicação: Tosse, bronquite, gripe, catarro no peito.

Modo de usar: Tomar quatro colheres das de sopa três vezes ao dia. Crianças tomar a metade desta dose. Este chá não é indicado para diabéticos.

Contraindicação: O chá deve ser evitado por mulheres grávidas, em período de lactação, pessoas com obstrução das vias biliares, diabéticos e crianças menores de 4 anos.

Precaução: Doses acima do recomendado podem causar alteração no sistema nervoso e provocar aborto.

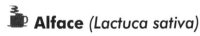 **Alface** *(Lactuca sativa)*

CHÁ DA ALFACE COM MEL

Forma do chá: Cozimento.

Capítulo V – Chás com mel

Forma de uso: Para uso oral.
Material utilizado: As folhas e mel.
Modo de preparar o chá da alface com mel:
1) Colocar para ferver três colheres das de sopa de folhas picadas com uma xícara das de chá de água.
2) Ferver por três minutos.
3) Abafar.
4) Coar.
5) Fazer uma mistura de duas partes de chá para uma parte de mel.
6) Fazer uma boa mistura.

Quando e como usar o chá da alface com mel

Indicação: Tosse.

Modo de usar: Tomar três ou quatro colheres das de sopa três vezes ao dia. Crianças tomar a metade desta dose. Este chá não é indicado para diabéticos.

Contraindicação: O chá deve ser evitado por diabéticos.

 Assa-peixe *(Vernonia polyanthes)*

CHÁ DO ASSA-PEIXE COM MEL

Forma do chá: Infusão.
Forma de uso: Para uso oral.
Material utilizado: As folhas e mel.
Modo de preparar o chá do assa-peixe com mel:
1) Colocar duas colheres das de sopa de folhas picadas em uma xícara das de chá.
2) Adicionar água fervente.
3) Abafar por dez minutos.

4) Coar.

5) Fazer uma mistura de duas partes de chá para uma parte de mel.

6) Fazer uma boa mistura.

Quando e como usar o chá do assa-peixe com mel

Indicação: Tosse, bronquite, gripe.

Modo de usar: Tomar três ou quatro colheres das de sopa três vezes ao dia. Crianças tomar a metade desta dose.

Contraindicação: Gestantes, lactantes, diabéticos, crianças menores de um ano e em caso de hipersensibilidade a assa-peixe.

 Chambá *(Justicia pectoralis)*

CHÁ DO CHAMBÁ COM MEL

Forma do chá: Cozimento.

Forma de uso: Para uso oral.

Material utilizado: A parte aérea e mel.

Modo de preparar o chá do chambá com mel:

1) Colocar para ferver um punhado da parte aérea do chambá para cada xícara das de chá de água, usar sempre esta proporção.

2) Suspender a fervura quando perceber o cheiro forte de cumarina.

3) Apagar o fogo e deixar tampado.

4) Deixar esfriar.

5) Coar.

6) Fazer uma mistura de duas partes de chá para uma parte de mel.

7) Fazer uma boa mistura.

Capítulo V – Chás com mel

Quando e como usar o chá do chambá com mel

Indicação: Tosse, gripe, bronquite, catarro no peito.

Modo de usar: Tomar três ou quatro colheres das de sopa três vezes ao dia. Crianças tomar a metade desta dose.

Contraindicação: Gestantes, lactantes, diabéticos, crianças menores de um ano e com história de sensibilidade a alguns componentes químicos do chambá.

 Cumaru *(Amburana cearensis)*

CHÁ DO CUMARU COM MEL

Forma do chá: Cozimento.

Forma de uso: Para uso oral.

Material utilizado: A entrecasca e mel.

Modo de preparar o chá do cumaru com mel:

1) Colocar para ferver por cinco a dez minutos cinco colheres das de sopa para cada xícara das de chá de água. Usar sempre esta proporção.

2) Apagar o fogo e deixar tampado.

3) Deixar esfriar.

4) Coar.

5) Juntar duas partes do chá do cumaru com uma parte de mel.

6) Fazer uma boa mistura.

Quando e como usar o chá do cumaru com mel

Indicação: Tosse, bronquite, gripe, catarro no peito.

Modo de usar: Tomar três colheres das de sopa três vezes ao dia. Crianças tomar a metade desta dose.

Contraindicação: Gestantes, lactantes, diabéticos, crianças menores de um ano e em caso de hipersensibilidade ao cumaru.

Gengibre *(Zingiber officinale)*

CHÁ DO GENGIBRE COM MEL

Forma do chá: Cozimento

Forma de uso: Para uso oral.

Material utilizado: O rizoma e mel.

Modo de preparar:

1) Lavar o rizoma.

2) Cozinhar por cinco minutos uma colher das de sopa de rizoma em meio litro de água.

3) Deixar amornar.

4) Coar.

5) Juntar com uma colher de mel.

6) Mexer bem e acrescentar mais água se julgar muito forte.

Quando e como usar o chá por cozimento do gengibre com mel

Indicação: Gripe.

Modo de usar: Tomar meia xícara de chá três vezes ao dia pelo tempo necessário à cura. Tomar o chá morno.

Guaco *(Mikania glomerata)*

CHÁ DO GUACO COM MEL

Forma do chá: Cozimento.

Forma de uso: Para uso oral.

Material utilizado: Chá do guaco e mel.

Modo de preparar o chá do guaco com mel:

1) Colocar para ferver três folhas picadas para cada xícara das de chá de água.

2) Ferver por três minutos.

3) Coar.

4) Fazer uma mistura de duas partes de chá para uma parte de mel.

5) Fazer uma boa mistura.

Quando e como usar o chá do guaco com mel

Indicação: Tosse, bronquite, gripe, catarro no peito.

Modo de usar: Tomar três ou quatro colheres das de sopa três vezes ao dia. Crianças tomar a metade desta dose.

Contraindicação: Gestantes, lactantes, diabéticos, crianças menores de um ano, mulheres na época da menstruação e com história de sensibilidade a alguns componentes químicos do guaco.

 Laranjeira *(Citrus aurantium)*

CHÁ DA LARANJEIRA COM MEL

Forma do chá: Infusão.

Forma de uso: Para uso oral.

Material utilizado: As folhas ou as flores e mel.

Modo de preparar:

1) Colocar uma colher das de sopa de folhas picadas ou uma de flores dentro de uma xícara das de chá.

2) Adicionar água fervente.

3) Cobrir.

4) Esperar amornar até chegar à temperatura apropriada para beber.

5) Coar.

6) Adicionar mel a gosto.

Quando e como usar o chá por infusão da laranjeira com mel

Indicação: Ansiedade, nervosismo, depressão.

Modo de usar: Tomar duas ou três xícaras de chá no decorrer do dia.

Contraindicação: Não consta da literatura consultada, porém não se deve ultrapassar a dosagem.

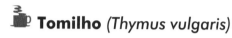 **Tomilho** *(Thymus vulgaris)*

CHÁ DO TOMILHO COM MEL

Forma do chá: Infusão.
Forma de uso: Para uso oral.
Material utilizado: As folhas e flores e mel.
Modo de preparar o chá do tomilho com mel:
1) Colocar duas colheres das de sopa de folhas e flores picadas em uma xícara das de chá.
2) Adicionar água fervente.
3) Abafar por dez minutos.
4) Coar.
5) Fazer uma mistura de duas partes de chá para uma parte de mel.
6) Fazer uma boa mistura.

Quando e como usar o chá do tomilho com mel

Indicação: Tosse, gripe.
Modo de usar: Tomar quatro colheres das de sopa três vezes ao dia. Crianças tomar a metade desta dose.

Contraindicação: Gestantes, lactantes, diabéticos, crianças menores de um ano e em caso de hipersensibilidade ao tomilho.
Precaução: Em dose excessiva, pode provocar irritabilidade nervosa e falta de coordenação motora.

Capítulo VI
Chás de caixinhas

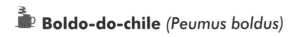 **Boldo-do-chile** *(Peumus boldus)*

CHÁ DO BOLDO-DO-CHILE

Forma do chá: Infusão.

Forma de uso: Para uso oral.

Material utilizado: Saquinhos acondicionados em envelopes (sachês) dentro de caixinhas do boldo-do-chile.

Modo de preparar:

1) Colocar um "sachê" dentro de uma xícara das de chá.
2) Adicionar água fervente.
3) Cobrir.
4) Deixar amornar até chegar à temperatura apropriada para beber.
5) Retirar o "sachê".

Quando e como usar o chá do boldo-do-chile

Indicação: É usado nas afecções do fígado, cólicas hepáticas, evitar pedra na vesícula, problema na bílis, insuficiência hepática, dores biliares, transtorno gastrointestinal em geral, ação diurética, excesso de ácido úrico, cálculo biliar, inflamação da vesícula biliar, icterícia, intestino preguiçoso, diarreia em adultos, má digestão, gases estomacais, gota, enxaquecas de origem hepática.

Auxiliar como estimulante do sono, falta de apetite, dificuldade de digerir os alimentos, ressaca alcoólica e auxiliar no regime de emagrecimento.

Modo de usar: Tomar duas ou três xícaras ao dia. Repetir o tratamento pelo tempo necessário à cura.

Contraindicação: O chá deve ser evitado por mulheres grávidas, em período de lactação, pessoas com oclusão das vias biliares e hepatopatia grave.

 Camomila *(Matricaria chamomilla)*

CHÁ DA CAMOMILA

Forma do chá: Infusão.

Forma de uso: Para uso oral.

Material utilizado: Saquinhos acondicionados em envelopes (sachês) dentro de caixinhas de camomila.

Modo de preparar:

1) Colocar um "sachê" dentro de uma xícara das de chá.

2) Adicionar água fervente.

3) Cobrir.

4) Deixar amornar até chegar à temperatura apropriada para beber.

5) Retirar o "sachê".

Quando e como usar o chá da camomila

Indicação: É usado nas cólicas estomacais, cólicas intestinais, gases estomacais, inflamação intestinal, nefrite, regularizar as funções do aparelho digestivo, inflamação do intestino, dor no estômago, dor no intestino, flatulência, diarreia em adultos, cistite, prisão de ventre ocasional, má digestão, náuseas, enjoos, febre, nervosismo, estresse.

Auxiliar nas tensões pré-menstruais, transtornos da menopausa, dores durante a menstruação, dor de cabeça decorrente da gripe, estimulante do sono e falta de apetite.

Modo de usar: Tomar duas ou três xícaras ao dia. Repetir o tratamento pelo tempo necessário à cura.

Contraindicação: O chá deve ser evitado por mulheres grávidas ou que estejam amamentando.

 Carqueja *(Baccharis genistelloides)*

CHÁ DA CARQUEJA

Forma do chá: Infusão.
Forma de uso: Para uso oral.
Material utilizado: Saquinhos acondicionados em envelopes (sachês) dentro de caixinhas de carqueja.
Modo de preparar:
1) Colocar um "sachê" dentro de uma xícara das de chá.
2) Adicionar água fervente.
3) Cobrir.
4) Deixar amornar até chegar à temperatura apropriada para beber.
5) Retirar o "sachê".

Quando e como usar o chá da carqueja

Indicação: É usado contra os gases estomacais, prisão de ventre ocasional, azia, má digestão, acidez no estômago, insuficiência hepática, gastrite, ação diurética, ação laxativa; para eliminar as toxinas, falta de apetite, prisão de ventre ocasional, má digestão, cálculo biliar, diarreia em adultos. Auxiliar na diabete de adulto e no regime de emagrecimento.

Modo de usar: Tomar duas ou três xícaras ao dia. Repetir o tratamento pelo tempo necessário à cura.

Contraindicação: O chá deve ser evitado na gestação e lactação.

Chá-verde *(Camellia sinensis)*

CHÁ DO CHÁ-VERDE

Forma do chá: Infusão.

Forma de uso: Para uso oral.

Material utilizado: Saquinhos acondicionados em envelopes (sachês) dentro de caixinhas do chá-verde.

Modo de preparar:

1) Colocar um "sachê" dentro de uma xícara das de chá.
2) Adicionar água fervente.
3) Cobrir.
4) Deixar amornar até chegar à temperatura apropriada para beber.
5) Retirar o "sachê".

Quando e como usar o chá-verde

Indicação: Excesso de colesterol, reforçar os vasos sanguíneos, combater a fadiga, acalmar o sistema digestivo, depressão, retardar o envelhecimento, inibir a formação de pedras na vesícula e nos rins, normalizar a função da tireoide, ajudar na regeneração da pele, ajudar a curar doenças do fígado, proteger o coração, diminuir a dor, acalmar o sistema digestivo, ação anticancerígena.

Modo de usar: Tomar até duas xícaras das de chá ao dia.

Indicação: Auxiliar no regime de emagrecimento.

Modo de usar: Tomar o chá duas vezes ao dia.

Indicação: Efeito antigripal no caso de consumo prolongado.

Modo de usar: Tomar o chá duas vezes ao dia.

Indicação: Prevenir as cáries.
Modo de usar: Tomar o chá duas vezes ao dia.

Indicação: Fornecer boas doses de vitaminas e sais minerais.
Modo de usar: Tomar o chá duas vezes ao dia.

Contraindicação: Gestantes, lactantes e pessoas que têm úlcera ou gastrite.
Precaução: Devido ao seu teor de cafeína, ele pode produzir nervosismo e insônia nas pessoas sensíveis. Em dose alta pode produzir azia e ganhar manchas nos dentes.
Atenção: O chá-preto e o chá-verde são extraídos da mesma planta medicinal (*Camellia sinensis*). A diferença é que o chá-verde conserva maiores quantidades das substâncias medicinais. Isso acontece em virtude do processo de fermentação a que o chá-preto é submetido.

O chá-verde é consumido por mais pessoas do que qualquer outra bebida, só perdendo para a água.

O seu consumo propicia a diminuição do risco de contrair câncer, principalmente de origem gastrointestinal. Apesar de tantos poderes, é preciso consumir com moderação, pois em excesso pode ser nocivo ao organismo.

 Chá-mate *(Ilex paraguarienses)*

CHÁ DO CHÁ-MATE

Forma do chá: Infusão.
Forma de uso: Para uso oral.
Material utilizado: Saquinhos acondicionados em envelopes (sachês) dentro de caixinhas do chá-mate.
Modo de preparar:
1) Colocar um "sachê" dentro de uma xícara das de chá.

2) Adicionar água fervente.

3) Cobrir.

4) Deixar amornar até chegar à temperatura apropriada para beber.

5) Retirar o "sachê".

Quando e como usar o chá do chá-mate

Indicação: Fadiga física e mental, prisão de ventre eventual, pressão baixa, impotência sexual, fraqueza, falta de apetite, falta de suor, insuficiência hepática.

Modo de usar: Tomar duas ou três xícaras das de chá ao dia. Repetir o tratamento pelo tempo necessário à cura.

Contraindicação: Gestantes, lactantes, crianças, portadores de úlceras, hipertensão e desequilíbrio psíquico.

 Chá-preto *(Camellia sinensis)*

CHÁ DO CHÁ-PRETO

Forma do chá: Infusão.

Forma de uso: Para uso oral.

Material utilizado: Saquinhos acondicionados em envelopes (sachês) dentro de caixinhas de chá-preto.

Modo de preparar:

1) Colocar dois "sachês" dentro de uma xícara das de chá.

2) Adicionar água fervente.

3) Cobrir.

4) Deixar amornar até chegar à temperatura apropriada para beber.

5) Retirar os "sachês".

Capítulo VI – Chás de caixinhas

Quando e como usar o chá do chá-preto

Indicação: Diarreia, intoxicações alimentares, excesso de colesterol, ação antiúlcera, ação anticancerígena, ação digestiva, ação antioxidante, excesso de colesterol, ação hepatoprotetora, ação diurética.

Modo de usar: Tomar duas ou três xícaras ao dia. Repetir o tratamento pelo tempo necessário à cura.

Indicação: Estimulante geral.

Modo de usar: Tomar duas xícaras, quando necessário.

Contraindicação: Gestantes, lactantes e pessoas com problemas cardíacos.

Precaução: Em dose alta pode provocar sintomas de intoxicação caracterizada por excitação do sistema nervoso, convulsões, delírio.

Atenção: O chá-preto é uma das bebidas estimulantes mais consumidas no mundo.

 Erva-cidreira *(Cymbopogon citratus)*

CHÁ DA ERVA-CIDREIRA

Forma do chá: Infusão.

Forma de uso: Para uso oral.

Material utilizado: Saquinhos acondicionados em envelopes (sachês) dentro de caixinhas da erva-cidreira.

Modo de preparar:

1) Colocar um "sachê" dentro de uma xícara das de chá.

2) Adicionar água fervente.

3) Cobrir.

4) Deixar amornar até chegar à temperatura apropriada para beber.

5) Retirar o "sachê".

Quando e como usar o chá da erva-cidreira

Indicação: É usado contra a ansiedade, nervosismo, depressão, tensão nervosa, febre, cólicas menstruais, cólicas estomacais, cólicas intestinais, gases estomacais, flatulência, dor de estômago, dor de barriga, dor de cabeça de origem estomacal. Auxiliar como estimulante do sono, aumentar o tempo de sono e estimulante da lactação.

Modo de usar: Tomar duas ou três xícaras ao dia. Repetir o tratamento pelo tempo necessário à cura.

Contraindicação: O chá não deve ser tomado por mulheres grávidas.

Atenção: A erva-cidreira da caixinha é o mesmo capim-santo.

 Erva-doce *(Pimpinella anisum)*

CHÁ DA ERVA-DOCE

Forma do chá: Infusão.

Forma de uso: Para uso oral.

Material utilizado: Saquinhos acondicionados em envelopes (sachês) dentro de caixinhas da erva-doce.

Modo de preparar:

1) Colocar um "sachê" dentro de uma xícara das de chá.

2) Adicionar água fervente.

3) Cobrir.

4) Deixar amornar até chegar à temperatura apropriada para beber.

5) Retirar o "sachê".

Quando e como usar o chá da erva-doce

Indicação: Cólicas estomacais, cólicas intestinais, gases estomacais, flatulência, dor de barriga, dor de estômago, dor de cabeça de origem estomacal, vômitos, afecções renais, insuficiência hepática, icterícia, limpar o intestino, diarreia em adultos, estimulante da lactação, febre, falta de apetite.

Modo de usar: Tomar duas ou três xícaras ao dia. Repetir o tratamento pelo tempo necessário à cura.

Contraindicação: Não consta da literatura consultada, porém não se deve ultrapassar a dosagem.

 Espinheira-santa *(Maytenus ilicifolia)*

CHÁ DA ESPINHEIRA-SANTA

Forma do chá: Infusão.

Forma de uso: Para uso oral.

Material utilizado: Saquinhos acondicionados em envelopes (sachês) dentro de caixinhas de espinheira-santa.

Modo de preparar:

1) Colocar um "sachê" dentro de uma xícara das de chá.

2) Adicionar água fervente.

3) Cobrir.

4) Deixar amornar até chegar à temperatura apropriada para beber.

5) Retirar o "sachê".

Quando e como usar o chá da espinheira-santa

Indicação: Má digestão, evitar a formação de gases intestinais, acidez no estômago, azia, gastrite, flatulência, enjoos de origem estomacal, ação diurética, ação laxativa, fermentação gastrointestinal. Auxiliar no combate ao vício do álcool e na recomposição da flora intestinal, eliminar as toxinas.

Modo de usar: Tomar duas ou três xícaras ao dia. Repetir o tratamento pelo tempo necessário à cura.

Contraindicação: O chá deve ser evitado por mulheres grávidas e em lactação.

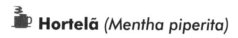 **Hortelã** *(Mentha piperita)*

CHÁ DA HORTELÃ

Forma do chá: Infusão.
Forma de uso: Para uso oral.
Material utilizado: Saquinhos acondicionados em envelopes (sachês) dentro de caixinhas de hortelã.
Modo de preparar:
1) Colocar um "sachê" dentro de uma xícara das de chá.
2) Adicionar água fervente.
3) Cobrir.
4) Deixar amornar até chegar à temperatura apropriada para beber.
5) Retirar o "sachê".

Quando e como usar o chá da hortelã

Indicação: Gases estomacais, flatulência, náuseas, vômitos, sensação de empachamento causada por acúmulo de gases, má digestão.

Modo de usar: Tomar duas ou três xícaras de chá ao dia. Repetir o tratamento pelo tempo necessário à cura.

Contraindicação: Gestantes, lactantes, crianças, pacientes com inflamação da vesícula e portadores de cálculo biliar.

Capítulo VI – Chás de caixinhas

 Macela *(Achyrocline satureoides)*

CHÁ DA MACELA

Forma do chá: Infusão.
Forma de uso: Para uso oral.
Material utilizado: Saquinhos acondicionados em envelopes (sachês) dentro de caixinhas de macela.
Modo de preparar:
1) Colocar um "sachê" dentro de uma xícara das de chá.
2) Adicionar água fervente.
3) Cobrir.
4) Deixar esfriar.
5) Retirar o "sachê".

Quando e como usar o chá da macela

Indicação: Flatulência, cólicas estomacais, azia, nefrite, cistite, falta de apetite, distúrbios menstruais, dor de cabeça de origem estomacal, má digestão, diarreia em adultos.
Modo de usar: Tomar duas ou três xícaras de chá ao dia. Repetir o tratamento pelo tempo necessário à cura.

Contraindicação: Não consta da literatura consultada, porém não se deve ultrapassar a dosagem.

 Pata-de-vaca *(Bauhinia forficata)*

CHÁ DA PATA-DE-VACA

Forma do chá: Infusão.
Forma de uso: Para uso oral.
Material utilizado: Saquinhos acondicionados em envelopes (sachês) dentro de caixinhas de pata-de-vaca.
Modo de preparar:
1) Colocar um "sachê" dentro de uma xícara das de chá.
2) Adicionar água fervente.

3) Cobrir.
4) Deixar amornar até chegar à temperatura apropriada para beber.
5) Retirar o "sachê".

Quando e como usar o chá da pata-de-vaca

Indicação: Diabetes de adultos.

Modo de usar: Tomar três xícaras das de chá ao dia.

Contraindicação: Gestantes e lactantes.

Quebra-pedra *(Phyllanthus amarus)*

CHÁ DO QUEBRA-PEDRA

Forma do chá: Infusão.
Forma de uso: Para uso oral.
Material utilizado: Saquinhos acondicionados em envelopes (sachês) dentro de caixinhas do quebra-pedra.
Modo de preparar:
1) Colocar um "sachê" dentro de uma xícara das de chá.
2) Adicionar água fervente.
3) Cobrir.
4) Deixar amornar até chegar à temperatura apropriada para beber.
5) Retirar o "sachê".

Quando e como usar o chá do quebra-pedra

Indicação: Cálculo renal, excesso de ácido úrico, cistite, inflamação da bexiga, retenção urinária, dores da bexiga, micção dolorosa.

Modo de usar: Tomar três xícaras de chá ao dia, pelo tempo necessário à cura.

Contraindicação: Gestantes e lactantes.

Capítulo VII
Chás aperitivos

 Canela *(Cinnamomum zeylanicum)*

CHÁ APERITIVO DE CANELA

Forma do chá: Tisana.

Forma de uso: Para uso oral.

Material utilizado: Pó da canela.

Modo de preparar:

1) Adicionar pó da canela em água fervente.

2) Deixar ferver por mais cinco minutos.

3) Apagar o fogo.

4) Deixar chegar à temperatura apropriada para beber.

5) Coar.

6) Adoçar a gosto.

Indicação: Chá aperitivo.
Modo de usar: Tomar a gosto.

 Capim-santo *(Cymbopogon citratus)*

CHÁ APERITIVO DE CAPIM-SANTO

Forma do chá: Tisana.

Forma de uso: Para uso oral.

Material utilizado: Folhas frescas de capim-santo e água.

Modo de preparar:
1) Cortar as folhas em pequenos pedaços.
2) Adicionar os pedaços de folhas em água fervente.
3) Deixar ferver por mais cinco minutos.
4) Apagar o fogo.
5) Deixar chegar à temperatura apropriada para beber.
6) Coar.
7) Adoçar a gosto.

Indicação: Chá aperitivo.

Modo de usar: Tomar a gosto.

Contraindicação: Não consta da literatura consultada, porém não se deve ultrapassar a dosagem.

 Erva-cidreira *(Lippia alba)*

CHÁ APERITIVO DE ERVA-CIDREIRA

Forma do chá: Tisana.

Forma de uso: Para uso oral.

Material utilizado: Folhas de erva-cidreira e água.

Modo de preparar:
1) Adicionar as folhas em pequenos pedaços em água fervente.
2) Deixar ferver por mais cinco minutos.
3) Apagar o fogo.
4) Deixar chegar à temperatura apropriada para beber.
5) Coar.
6) Adoçar a gosto.

Indicação: Chá aperitivo.

Modo de usar: Tomar a gosto.

Contraindicação: Não consta da literatura consultada, porém não se deve ultrapassar a dosagem.

 Erva-doce *(Pimpinella anisum)*

CHÁ APERITIVO DE ERVA-DOCE

Forma do chá: Tisana.
Forma de uso: Para uso oral.
Material utilizado: Frutos-semente de erva-doce e água.
Modo de preparar:
1) Adicionar os frutos-semente em água fervente.
2) Deixar ferver por mais cinco minutos.
3) Apagar o fogo.
4) Deixar chegar à temperatura apropriada para beber.
5) Coar.
6) Adoçar a gosto.

Indicação: Chá aperitivo.
Modo de usar: Tomar a gosto.

Contraindicação: Não consta da literatura consultada, porém não se deve ultrapassar a dosagem.

 Hortelã-japonesa *(Mentha arvensis)*

CHÁ APERITIVO DE HORTELÃ-JAPONESA

Forma do chá: Tisana.
Forma de uso: Para uso oral.
Material utilizado: Folhas frescas de hortelã-japonesa e água.
Modo de preparar:
1) Adicionar pedaços de folhas em água fervente.

2) Deixar ferver por mais cinco minutos.
3) Apagar o fogo.
4) Deixar chegar à temperatura apropriada para beber.
5) Coar.
6) Adoçar a gosto.

Indicação: Chá aperitivo.
Modo de usar: Tomar a gosto.

Contraindicação: Não consta da literatura consultada, porém não se deve ultrapassar a dosagem.

Capítulo VIII
Informações aos usuários dos tratamentos com os chás

Definições gerais

Plantas medicinais: São vegetais que produzem em seu metabolismo substâncias em quantidade e qualidade suficiente para provocar modificações nas funções biológicas. Para a Organização Mundial de Saúde, "Planta medicinal é toda aquela que, administrada ao homem ou animal por qualquer via ou forma, exerça alguma espécie de ação farmacológica".

Chás: São produtos constituídos de partes de vegetais inteiras (fragmentadas ou moídas), obtidas por processos de extração dos princípios ativos adequados a cada espécie, utilizando a infusão, cozimento ou maceração em água potável.

Fitoterapia: Tratamento feito com plantas medicinais que possuem propriedades de cura ou prevenção de doenças.

Princípio ativo: São substâncias responsáveis pelos efeitos terapêuticos presentes na planta medicinal.

Recomendações no uso dos chás:

1) Lavar bem, em água limpa e corrente, a parte fresca da planta medicinal a ser usada no chá. Não há ne-

cessidade de adição de nenhum produto químico na água.

2) A água usada no preparo do chá deve ser filtrada para não alterar o aroma ou o sabor da planta medicinal.

3) Retirar as partes que estejam queimadas ou velhas das folhas frescas.

4) Não utilizar vasilhas de alumínio ou teflon para ferver qualquer planta medicinal e nem deixar colher de metal dentro do chá. Material como o alumínio pode modificar as propriedades das plantas medicinais.

5) Fazer o chá em vasilhas de porcelana, vidro refratário, ágata ou esmaltada.

6) Manter a vasilha ou a xícara tampadas, pois muitas substâncias das plantas medicinais são voláteis.

7) Utilizar somente as plantas medicinais que você conhece bem e são próprias para chá. Estas plantas devem ter uma história de uso tradicional como agente terapêutico.

8) Evitar administrar chá para crianças que estejam em aleitamento materno ou até seis meses de idade e mulheres grávidas. Certos chás podem causar verdadeiro desastre para as grávidas. Já para os abortos provocados, os chás são a pior escolha possível.

9) Todo e qualquer tipo de chá deve ser consumido em 24 horas, pois deixando para o dia seguinte ele fermenta e estraga. Passado esse tempo, o melhor é jogar fora e fazer um novo.

10) Os chás devem ser preparados, de preferência, em doses individuais para serem usados logo em segui-

Capítulo VIII – Informações aos usuários dos tratamentos...

da. Quando, porém, as doses são muito frequentes, podem ser preparados em quantidade maior, para o consumo no mesmo dia. Neste caso manter o chá bem fechado e guardado em garrafa térmica ou na geladeira.

11) Evitar misturar mais do que três tipos diferentes de plantas medicinais no chá, pois isso pode trazer efeitos diferentes do esperado por causa das interações entre os constituintes químicos das plantas medicinais.

12) Não tomar chá juntamente com as refeições, e sim uma hora antes ou duas horas depois.

13) Evitar açúcar ou adoçante, pois eles podem alterar as propriedades das plantas medicinais usadas no chá. O açúcar branco, por exemplo, corta em 80% o efeito terapêutico do chá.

14) Caso queira adoçar o chá, usar o mel de abelha, pois ele é muito curativo, além de servir para dissolver as mucosidades em caso de catarros e doenças da garganta e do peito.

15) A adição de mel no chá só deve ser feita depois que ele ficar morno ou frio.

16) Os chás, de preferência, devem ser tomados mornos, pois os chás frios demoram mais a atuar.

17) A maneira de ingerir os chás é importante para que se obtenha os melhores resultados. Os chás, quando indicados para males do aparelho digestivo, indigestão, mal-estar do estômago, diarreia etc., devem ser tomados frios. Já os indicados para gripes, resfriado, bronquite e febre devem ser tomados ainda bem quentes.

18) Não utilizar continuamente o mesmo chá por mais de 30 dias, pois o organismo tende a responder

cada vez menos. Para tratamentos prolongados com o chá, recomenda-se período de descanso de cinco dias por mês no mínimo.

19) Não se deve usar por muito tempo o chá de uma mesma planta medicinal, pois com o tempo ela deixa de fazer efeito.

20) Não se deve fazer chá forte demais para uso oral, com exceção para uso tópico, que podem ser usados com doses um pouco mais fortes.

21) A frequência do uso é importante durante o tratamento com o chá. Não adianta ingerir um litro de chá de uma só vez. O correto é tomá-lo em intervalos regulares de tempo.

22) As plantas medicinais que são usadas para emagrecer são diuréticas. Com isto, forçam os rins, provocando diureses excessivas e a perda de sais minerais.

23) Antes de começar a fazer uso de um novo tipo de chá é recomendado provar um pouco dele para saber se não há sensibilidade a ele.

24) Um tempo muito longo de infusão provoca sabor mais amargo que o normal.

25) Não comprar plantas medicinais para chá quando elas estiverem expostas à luz e ao calor ou malconservadas. Muito cuidado também na hora de comprar plantas medicinais secas para chás: por existir muitos caules, folhas e raízes parecidos isto pode causar confusão. Cuidado especial deve ser dado às cascas e raízes, pois elas estão sujeitas a infestação por mofo, que são produtores de substâncias tóxicas que podem provocar câncer no fígado.

Capítulo VIII – Informações aos usuários dos tratamentos...

26) Quando comprar chás em caixinhas olhar a data de validade.

27) Para o chá por cozimento a planta medicinal fresca deve ser cortada em pequenos pedaços, já as secas devem ser moídas e as cascas devem ser quebradas em pequenos pedaços com o auxílio de um martelo ou outro instrumento adequado, tudo isto para facilitar a extração do princípio ativo da planta medicinal.

28) Evitar guardar plantas medicinais secas para chás em vasilhas de plástico, pois ele retém cheiro de tudo. Dê preferência aos potes de cerâmica ou vidros escuros, de preferência de cor âmbar, porque são os que filtram bem a luminosidade, pois a luz pode destruir os princípios ativos das plantas medicinais.

29) Os potes ou vidros para guardar as plantas medicinais secas devem ficar muito bem tampados para evitar a entrada da umidade, pois ela produz o mofo. Não esqueça de colocar uma etiqueta com a data do prazo de validade, que é de seis meses. Eliminar o material seco caso haja ausência do aroma característico, coloração enfraquecida, mofo, insetos, fungos e manchas escuras.

30) Todo o cuidado deve ser dado na preparação do chá, pois a falta de higiene pode ocasionar contaminação.

31) Não há problema em tomar o chá junto com alguma medicação.

32) Os chás, praticamente, não possuem nenhuma caloria.

33) Os chás das plantas frescas são mais ricos em nutrientes do que os sachês.

34) Durante a menstruação suspender os chás, com exceção daqueles indicados para sua normalização.

35) Os chás amargos não são agradáveis ao paladar, mas são os que possuem maior poder curativo. Para reduzir o amargor, usar mel.

36) O chá com leite, velho hábito dos ingleses, não é indicado, pois o chá apresenta produtos na sua composição que interagem com o leite, prejudicando a qualidade proteica do laticínio.

37) Outro hábito perigoso é substituir a água pelo chá. Esta prática não é conveniente, pois a planta medicinal permanece muito tempo no organismo, podendo acumular substâncias tóxicas e, além disso, passa a não fazer mais efeito.

38) De modo geral, a proporção água-planta medicinal: para cada litro de água, usar quatro colheres das de sopa de planta fresca ou duas colheres das de sopa de planta seca.

39) Não fazer chá de plantas medicinais coletadas nas margens de rios, córregos poluídos, esgotos, caminhos de passagens de animais e pessoas, nos quintais próximos de fossas, bem como beira de estrada.

40) Não substituir o medicamento prescrito pelo médico por chás.

41) Nunca fazer chá de plantas desconhecidas. Lembre-se que não há regras ou testes seguros para distinguir uma planta tóxica de uma não tóxica, e nem sempre o cozimento elimina a toxicidade da planta.

42) As plantas medicinais que sobrarem dos chás e as usadas não deverão ser jogadas no lixo e sim devolvidas à natureza.

43) Todas as vezes que for utilizar uma planta medicinal para um chá, verifique com pessoas competentes se esta é de fato a que você vai precisar.

44) O chá é uma alternativa de tratamento natural, mas de pouca utilidade em casos de doenças graves.

45) O chá, como qualquer outro tipo de remédio, também deve ser utilizado com muito cuidado. Procure respeitar as doses e a posologia.

46) No tratamento com chás, de um modo geral, precisa-se de no mínimo meia hora para que possa ingerir qualquer alimento, tudo isto para que ele possa atuar bem no organismo.

47) Caso você esteja tratando uma doença é preciso tomar o chá durante alguns dias ou meses, ou mais precisamente pelo tempo necessário à cura ou o alívio. O que às vezes acontece é que, quando a pessoa já se sente melhor, abandona o tratamento antes de alcançar uma cura total.

Informações complementares

1) Os chás existem há milhares de anos e fazem parte da medicina popular como auxiliares importantes na cura, manutenção e conservação de boa saúde de quem os utiliza.

2) O tempo de tratamento com os chás vai variar de acordo com a doença e com a reação do organismo ao tratamento.

3) Não esqueça que seu corpo é único e pode reagir ao que ninguém mais reagiu. Caso o chá apresente efeitos colaterais, suspenda-o.

4) O processo de cura através dos chás é um pouco mais lento do que os remédios químicos.

5) Em geral, dos chás, ouve-se na maioria das vezes: "se não fizer bem, mal também não faz". Esta afirmativa é falsa, pois as substâncias ativas presentes nas plantas medicinais são moléculas químicas capazes de agir diferentemente em cada organismo. O chá é um remédio natural e deve ser encarado como medicação.

6) Algumas plantas medicinais podem causar graves intoxicações, agudas ou crônicas, se ingeridas em doses altas ou repetidas por muito tempo. Em função disto, na preparação dos chás as doses indicadas devem ser administradas necessariamente com rigorosa exatidão.

7) Conheça as plantas tóxicas existentes em sua região pelo nome e característica e nunca faça chá de nenhuma delas.

8) Se um dia você for testemunha de uma intoxicação por planta medicinal, transporte a vítima, o mais rápido possível, para uma unidade de saúde mais próxima, onde receberá o tratamento médico adequado. Leve a planta ou a parte dela para identificação.

9) Se, após um período de tempo de tratamento com o chá, você não estiver satisfeito com o tratamento, avalie a possibilidade de interrompê-lo e reavalie seu caso.

10) Por fim, o chá, além de ser de grande utilidade na resolução de pequenos males que nos acontecem no dia a dia, hidrata, estimula a eliminação de substâncias tóxicas e favorece o controle da temperatura.

Chá por infusão (tipo abafado)

Deixar a água ferver na quantidade certa e, depois de fervida, despeja-se a água fervente sobre as partes da planta medicinal a ser usada. Abafar pelo tempo necessário e coar.

Chá por cozimento (tipo de fervura)

Colocar as partes da planta medicinal na água fria e levar ao fogo, fervendo pelo tempo necessário. Abafar e coar.

Chá por maceração

Colocar as partes da planta medicinal de molho em água fria pelo tempo necessário. Coar.

Tempo dos chás

Chá por infusão: 10 a 15 minutos.

Chá por cozimento: 5 a 10 minutos.

Chá por maceração

Folhas, flores, sementes e partes moles: 10 a 12 horas.

Talos tenros, cascas e raízes moles: até 18 horas.

Talos duros, cascas e raízes grossas: até 24 horas.

Doses dos chás:

Adultos de 19 a 64 anos: 1 xícara completa.

Pessoas de 12 a 18 anos: 2/3 de uma xícara.

Pessoas acima de 65 anos: 2/3 de uma xícara.

Crianças de 6 a 12 anos: 1/2 xícara.

Crianças de 1 a 2 anos: 1/4 de uma xícara.

Posologia

Em geral tomar 2 ou 3 xícaras por dia, de meia em meia xícara, no decorrer do dia.

Para obter a máxima assimilação do chá

1) Chás laxativos, diuréticos, vermífugos e urinários: Tomar no início do dia.

2) Chás aperitivos, estomacais e protetores do fígado: Tomar antes das refeições.

3) Chás digestivos, calmantes, carminativos, estomacais e antifermentativos: Tomar após as refeições.

4) Chás laxativos, calmantes, sedativos e colagogos: Tomar antes de se deitar.

5) Demais chás: Tomar no intervalo entre as refeições.

6) Qualquer hora: Quando se necessita um efeito imediato.

Extração dos princípios ativos pelos chás

Extração por infusão: A extração é feita pela ação da água, que é previamente aquecida até o ponto de fervura e depois adicionada a parte medicinal. A temperatura elevada também auxilia a extração dos princípios ativos.

Capítulo VIII – Informações aos usuários dos tratamentos...

Extração por cozimento: No cozimento a ação do calor é ainda maior, e a parte da planta medicinal vai para cozimento juntamente com a água para extração dos princípios ativos. O cozimento deve ser em fogo baixo, pois no ponto de fervura já é o suficiente para realizar uma correta extração dos Princípios Ativos.

Extração por maceração: Na maceração a extração é feita à temperatura ambiente, na presença da água que fará a extração. A desvantagem deste tipo de extração é o tempo que leva para realizar a extração dos princípios ativos.

Lenda do chá

Por volta de 2730 a.C. o imperador chinês Shen Nong, em suas viagens, certo dia parou com sua comitiva para comer, e, enquanto seu cozinheiro fervia água, as folhas de um arbusto ali perto caíam na água fervente. Curioso, devido à mudança de cor da água, o imperador resolveu experimentar o líquido, descobrindo, assim, um diferente e agradável sabor. Tudo isto resultou no primeiro chá do mundo. Daí em diante, o uso do chá foi difundido em outros países.

Escolha seu chá

O chá tem fins curativos para todas as horas. Confira qual chá tomar.

Manhã: Escolher um chá energético, rico em cafeína e outras substâncias estimulantes para dar mais pique ao seu dia. Os chás indicados são: chá-preto, chá-verde, chá-mate e chá de canela.

Depois do almoço: Escolher um chá digestivo para favorecer a digestão. Os chás indicados são: chá de hortelã-japonesa, chá de boldo-do-chile, chá da erva-cidreira, chá de maçã, chá de capim-santo, chá de gengibre e chá-verde.

Tarde: Escolher um chá que não deixe a fadiga se aproximar. Os chás indicados são: chá-verde e chá-preto.

Depois do jantar: Escolha um chá que ajude a digestão e relaxe. Os chás indicados são: chá de camomila, chá de erva-cidreira, chá de capim-santo, chá de hortelã-japonesa e chá de erva-doce.

Atenção: Da mesma forma que a dose moderada de chás pode ajudar, a excessiva pode agredir o organismo.

Cuidados higiênicos

1) Utilizar sempre água de boa qualidade.

2) Utilizar utensílios limpos.

3) Lavar as mãos e manter unhas limpas.

4) Evitar falar próximo ao chá.

Prazo de validade do chá

Chá por infusão: 24 horas.

Chá por cozimento: 24 horas.

Chá por maceração: 24 horas.

Alterações que indicam decomposição dos princípios ativos no chá

1) Perda de coloração.

2) Precipitação acentuada de material no fundo.

3) Turvamento.

Doses dos chás por infusão

Geralmente a relação entre a quantidade de plantas medicinais e a de água é de 5g para cada 100ml de água, aproximadamente uma colher das de sopa para uma xícara das de chá de água.

Outra forma de dose é colocar as plantas frescas ou secas dentro da mão. Cerrar os dedos sem comprimir. O que restar dentro da mão é para preparar um litro de chá.

Adoçante natural de chás

Planta medicinal: Estévia *(Stevia rebaudiana)*

Sinonímias: Azuca-caá, cão-hé-e, côa-jhe-hê, caá-yupi, capim-doce, erva-doce, folha-doce, planta-doce, estévia.

Modo de usar a estévia como adoçante: Colocar as folhas em partes iguais à planta com a qual se vai preparar o chá.

A estévia é um adoçante natural não calórico e o mais apropriado para pessoas diabéticas.

A cura que vem dos chás

Esquema simplificado de ação dos princípios ativos das plantas medicinais

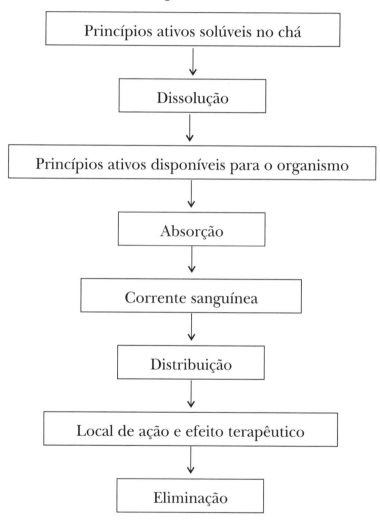

Adaptado de: CORRICONDE, 2002.

Capítulo VIII – Informações aos usuários dos tratamentos...

Administração dos princípios ativos presentes no chá

O chá, quando administrado, penetra no organismo atingindo vários tecidos através dos líquidos orgânicos. É absorvido no tubo digestivo, sendo que a maior parte da absorção dá-se através do intestino delgado, e em pouca quantidade através do estômago e intestino grosso. Depois de ser absorvido e passar pelo fígado atinge a circulação sanguínea, onde irá atuar nos vários tecidos orgânicos, provocando sua ação medicinal.

Distribuição dos princípios ativos presentes no chá

Estes princípios distribuem-se por todo o organismo, dependendo de suas propriedades físicas e físico-químicas. Quando o chá é absorvido pela via digestiva, tem que obrigatoriamente atravessar a circulação hepática. O fígado possui a função de metabolizar e transformar em substâncias de fácil eliminação.

Eliminação dos princípios ativos presentes no chá

Estes princípios mantêm-se na circulação sanguínea por um tempo bastante variado. Depois disso ocorre a eliminação renal, que é a principal forma do organismo livrar-se das substâncias ativas que se encontram na circulação sanguínea.

175

ANEXO

Outros nomes populares das plantas medicinais constantes deste livro

Abacateiro: Abacate, pêra-abacate, louro-abacate.

Açafroa: Cúrcuma, açafrão-curcuma, açafrão-da-índia, gengibre-amarelo, açafroeira, gengibre-dourado, açafrão-da--terra, açafrão-cúrcuma.

Agrião: Agrião, agrião-d'água, agrião-aquático, agrião-de--água, agrião-da-europa, agrião-das-fontes, agrião-da-ponte.

Alcachofra: Alcachofra-hortense, cachofra.

Alcaçuz: Alcaçuz-da-europa, madeira doce, raiz doce.

Alecrim: Alecrim-de-jardim, alecrim-rosmarino, rosmarinho, alecrinzeiro, alecrim-de-cheiro, alecrim-do-campo, alecrim-da-horta, erva-de-graça, erva-coada, alecrim-de-casa, flor--de-olimpo.

Alface: Leituca, alface-comum.

Alfavaca-cravo: Alfavaca, alfavacão, alfavaca-de-cheiro, erva-cravo, alfavaca-grande.

Alfazema: Lavanda, lavândula, nardo.

Alho: Alho-bravo, alho-comum, alho-hortense, alho-manso, alho-do-reino.

Aluman: Alumã, heparém, macelão, boldo, boldo-baiano, boldo-chinês, boldo-de-goiás, boldo-graúdo, figatil, erva--de-pinguiço, boldo-goiano, alcachofra, aloma, boldo-brasileiro, alum, erva-de-pinguço, árvore-de-pinguço, luman, boldo-japonês.

Ameixa: Desconhece-se.

Anis-estrelado: Anis-verdadeiro, anis-da-sibéria, badiana, badiana-de-cheiro, funcho-da-china, *anis star*, badiane-anis--étoilé.

Arruda: Arruda-de-jardim, ruta, arruda doméstica, ruta de cheiro, ruta de cheiro forte, arruda macho, arruda fêmea, ruda, arruda-aromática, ruta-dos-jardins, arruda-fedorenta.

Artemísia: Artemísia-comum, erva-de-são-joão, losna-brava, artemísia-vulgar, artemísia-verdadeira, absinto-selvagem.

Assa-peixe: Cambará-açu, cambará-branco, chamarrita, mata-campo.

Azeitona-roxa: Jambu, jambolão, murta, jamelão.

Bardana: Carrapicho-grande, carapicho-de-carneiro, labaça, orelha-de-gigante, pega-pega, pegamassa, pergamasso, pegamasso, carrapichão, erva-dos-tinhosos, gobô.

Boldo-do-chile: Boldo, boldo verdadeiro.

Cajueiro: Cajueiro-manso, anacardo, acajaiba, acaju, acajuba, acajuíba, acaju-piranga, cacaju, caju-da-praia, caju-de-casa.

Camomila: Camomila-da-alemanha, camomila-dos-alemães, camomila-vulgar, camomila comum, macela-nobre, camomila-romana, camomila-verdadeira, camomila-legítima, matricária.

Canela: Canela-da-índia, canela-verdadeira, canela-de-cheiro, canela-de-tubo, canela-do-ceilão.

Capim-santo: Erva-cidreira, capim-limão, capim-cidreira, capim-cidrão, capim-cidrilho, capim-cidro, chá-de-estrada, capim-de-estrada, capim-de-cheiro.

Carambola: Camerunga, averroa, carambola-doce, caramboleira, limão-de-caiena.

Carqueja: Vassoura, quina-de-condomine, carque, carqueja-amarga, tiririca-de-babado, bacanta, cacaia-amarga.

Cáscara-sagrada: Ruibarbo-dos-pobres.

Anexo

Castanha-da-índia: Castanheiro-da-índia.

Cavalinha: Rabo-de-cavalo, erva-carnuda, cauda-de-raposa, cana-de-jacaré, cauda-equina, cola-de-cavalo.

Chá-mate: Erva-verdadeira, mate, erva-mate, erva, congonha, erva-congonha.

Chá-preto: Chá.

Chá-verde: Chá.

Chambá: Trevo cumaru, anador, canelinha, trevo-do-pará, trevo-roxo.

Chapéu-de-couro: Chá-mineiro, chá-de-pobre, erva-do-pântano, congonha-do-brejo, erva-dobrego, chá-da-campanha.

Coentro: Coendro, coandro, caopunga, coriandro, xendro, coentro-das-hortas, caopunga.

Colônia: Cana-do-brejo, cana-do-mato, cardamamo-do-mato, cardamamo-falso, jardineira, alpinia, moscada.

Cumaru: Amburana, imburana-de-cheiro.

Dente-de-leão: Dente-de-leão-dos-jardins, taraxaco, alface-de-cão, salada-de-toupeira, amargosa, amor-dos-homens, chicória-louca, chicória-silvestre.

Erva-baleeira: Catinga-de-barão, cordia, erva-balieira, balieira-cambará, erva-preta, maria-milagrosa, maria-preta, salicínia, catinga-preta, maria-rezadeira, camarinha, camaramoneira-de-brejo.

Erva-cidreira: Falsa malissa, carmelitana, cidreira-falsa, cidreira-melissa, erva-cidreira-falsa, salva-limão, chá-de-frade, cidreira-brava, cidreira-capim, cidreira-crespa.

Erva-doce: Anis, anis-verde, pimpinela.

Erva-de-bicho: Acataia, cataia, capiçoba, pimenta-do-brejo, capetiçoba, pimenta-d'água, caichoba, persicária, curage.

Espinheira-santa: Espinheira-divina, congorça, cancrosa, sombra-de-touro, salva-vidas, coromilho-do-campo, espinho-de-deus, cancerosa, maiteno.

A cura que vem dos chás

Eucalipto medicinal: Eucalipto, árvore-da-febre, comeiro-azul, gomeiro-azul, magno-branco.

Funcho: Funcho-comum, falsa-erva-doce, falso-anis, fiolho, erva-doce-brasileira, erva-doce-de-cabeça, funcho-bastardo, funcho-doce, funcho-vulga.

Gengibre: Gengivre, gingibre, mangaratá.

Goiabeira-vermelha: Goiaba, goiaba comum, araçá-goiaba, guiava, araçá-das-almas, araçu-guaçu, goiaba-maçã, goiaba-pêra, guiaba, guaíba, guava.

Graviola: Guanaba, guanababo, graviola-do-norte, araticum, coração-de-rainha, jaca-do-pará, jaca-de-pobre.

Guaçatonga: Apaiá-acanoçu, bugre-branco, café-bravo, café-de-frade, cafezeiro-do-mato, cafezinho-do-mato, cambroé, chá-de-bugre, erva-de-bugre, erva-lagarto, erva-pontada, fruto-de-saíra, guaçatunga, guaçatounga-preta, língua-de-teju, língua-de-tiú, para-tudo, pau-de-lagarto, petumba, varre-forno, vassitonga.

Guaco: Guaco-liso, guaco-de-cheiro, guaco-trepador, vercobre, coração-de-jesus, erva-sapo, cipó-sucuriju, erva-de-cobra, uaco, cipó-catinga, erva-das-serpentes.

Hortelã-japonesa: Hortelã, menta, hortelã-vique, vique, hortelã-do-brasil, hortelã-doce, menta-inglesa, hortelã-das-cozinhas.

Hortelã-pimenta: Hortelã, menta.

Hortelã-rasteira: Hortelã, menta, hortelãzinha, hortelã comum, hortelã de panela.

Insulina: Insulina vegetal, anil-trepador, cortina-japonesa, cipó-pucá, uva-brava, uva-do-mato.

Jatobá: Jetaí, jutai, jutaici, jatobá-lágrima, jatobá-miúdo, jetaí-amarelo, jatibá, fava-doce, jassai, jataí-açu.

Jucá: Pau-ferro, ibira-obi, imira-ita, jucaina, muira-ita, muira-obi.

Anexo

Laranjeira: Laranja-amarga, laranja-da-terra, laranja-de-sevilha.

Limoeiro: Limão de verdade, limão, limão-verdadeiro, limão-ciciliano, limão-gênova, limão-feminello, limão-monochelo, limão-lisboa.

Losna: Losna-maior, losma, absinto, acinto, acintro, ajenjo, alenjo, artemísia, grande-absinto, erva-santa, alvina, aluína, flor-de-diana, gotas-amargas, ervas-dos-vermes, erva-dos-velhos, sintro, alvina, erva-de-santa-margarida, erva-do-fel.

Louro: Louro-comum, loureiro-dos-poetas, loureiro-de-apolo, loureiro-de-presunto.

Macela: Losna-do-mato, camomila-nacional, chá-de-lagoa, macelinha, macela-amarela, alecrim-de-parede.

Macela-da-terra: Macela, macela-do-nordeste.

Malva-santa: Boldo, malva, falso-boldo, boldo-falso, boldo-nacional, boldo-brasileiro, boldo-do-reino, boldo-de-jardim, sete dores, tapete-de-oxalá, malva amarga.

Maracujá: Maracujá-de-suco, maracujá-azedo, maracujá-liso, maracujá-peroba, maracujazeiro, maracujá-ácido.

Melão-de-são-caetano: Erva-de-lavadeira, erva-são-caetano, fruta-de-cobra, fruta-de-negro, melãozinho, momordica, pepino-amargo, fruta-de-sabiá.

Mentrasto: Catinga de bode, catinga de barão, erva-de-são-joão, erva-maria, maria-preta, picão-roxo, erva-de-santa-lúcia, camará-opela.

Milho: Desconhece-se.

Mororó: Mão-de-vaca, mororó-liso, pata-de-vaca, unha-de-vaca, unha-de-boi.

Mulungu: Murungu, muchocho, pau-imortal, corticeira, bico-de-papagaio, sapatinho-de-judeu, suína.

Pata-de-vaca: Unha-de-vaca, unha-de-veado, unha-de-anta, casco-de-vaca, capa-bode, casco-de-burro, casca-de-vaca, ceroula-de-homem, bauína.

Pau d'arco: Ipê, ipê-amarelo, ipê-branco, ipê-roxo, pau d'arco-branco, pau d'arco-amarelo, pau d'arco-roxo.

Pega-pinto: Erva-tostão, agarra-pinto, amarra-pinto, bredo-de-porco, solidônia, barriguinha, batata-de-porco, erva-de-porco, tangaracá.

Pitanga: Ibipitanga, ubipitanga, pitangatuba.

Quebra-pedra: Arrebenta-pedra, erva-pombinha, fura-parede.

Sabugueiro: Acapora, sabugo-negro, sabugueirinho, sabugueiro-do-rio-grande.

Sálvia: Chá-da-frança, chá-da-grécia, erva-sagrada, sabié, saldas-boticas, salva, salva-comum, salva-das-boticas, salva-de-remédio, salva-dos-jardins, salva-ordinária, sálvia-comum.

Sena: Sene.

Sete-sangrias: Pé-de-pinto, erva-de-sangue, guanxuma-vermelho.

Tomilho: Timo.

Torém: Imbaúba, umbaúba, embaúba, baúna, umbaubeira, pau-de-preguiça, ibaíba, ibaituga, imbaução, ambaúba, ambati, ambaitinga, ambiba.

Bibliografia consultada

ALMASSY JR., A.A. et al. **Folhas de chá** – Plantas medicinais na terapêutica humana. Viçosa: UFV, 2005.

ANDRADE, C.L.Z.; VIERA, R.F.; SAMPAIO, F.C.; COSTA, M.A. **Plantas & Saúde** – Guia introdutório à fitoterapia. Brasília: Governo do Distrito Federal, 1998.

ARRUDA, M.L. **Medicina popular**. Cuiabá: UFMT, 1983.

BALMÉ, F. **Plantas medicinais**. São Paulo: Hemus, 1982.

BARBOSA JR., A. **Guia prático de plantas medicinais**. São Paulo: Universo dos Livros, 2005.

BIAZZI, E.S. **Saúde pelas plantas**. São Paulo: Casa Publicadora Brasileira, 1996.

BIESKI, I.G.C. & DE LA CRUZ, M.G. **Quintais medicinais, mais saúde, menos hospitais**. Cuiabá: Governo do Estado de Mato Grosso, 2005.

BOORTHEM, R.L. Segredos e virtudes das plantas medicinais. *Reader's Digest*, 1999.

CARRICONDE, C. **Introdução ao uso de fitoterápicos nas patologias de APS**. Olinda: Centro Nordestino de Medicina Popular, 2002.

CARRICONDE, C.; MORAES, D.; VON FRISCHEN, M.; CARDOZO JR., E.L. **Plantas medicinais e plantas alimentares**. Olinda: Centro Nordestino de Medicina Popular, 1996.

CHOPRA, D. & SIMON, D. **O guia Deepak Chopra de ervas**. Rio de Janeiro: Campus, 2001.

CRAVO, A.B. **Frutas e ervas que curam**. Curitiba: Hemus, 2000.

CRUZ, G.L. **Dicionário das Plantas Úteis do Brasil**. Rio de Janeiro: Bertrand, 1995.

CURSO DE FITOTERAPIA. **Produção de remédios caseiros com qualidade**. Brasília: UnB, 2000.

DI STASE, I.C. et al. **Plantas medicinais na Amazônia**. São Paulo: Editora da Universidade Estadual Paulista, 1989.

Farmácia da Terra – Plantas medicinais e alimentícias. Amapá: Instituto de Pesquisas Científicas e Tecnológicas do Estado do Amapá, 2000.

FOSSAT, A.G. **A cura pelas plantas**. Rio de Janeiro: Eco [s.d.].

FRANCO, L.L. **Doenças tratadas com plantas medicinais**. Petrópolis: Vozes, 2003.

_____. **As sensacionais 50 plantas medicinais campeãs de poder curativo**. Vol. 1. Curitiba: Lobo Franco, 2001.

FRANCO, I.J. & FONTANA, V.L. **Ervas & plantas** – A medicina dos simples. Erixim: Edelbra, 2001.

FRÓES, V. & ROCHA, A. **Alquimia vegetal**. Rio de Janeiro: Nova Era, 1997.

GOMES, M. **As plantas da saúde** – Guia de tratamentos naturais. São Paulo: Paulinas, 2002.

IAMONI, R. **Cura pelos remédios caseiros**. Rio de Janeiro: Ediouro.

KORBES, V.C. **Plantas medicinais** – Irmão Cirilo. Francisco Beltrão: Associação de Estudos, Orientação e Assistência Rural, 2002.

MATOS, F.J. de A. **Farmácias vivas**. Fortaleza: UFC, 2002.

_____. **Plantas medicinais**. Fortaleza: UFC, 2000.

_____. **Plantas medicinais** – As plantas medicinais de uso direto em medicina popular: seu estudo e sua utilização científica. Fortaleza: O Povo/Universidade Aberta, 1988.

_____. **Formulário fitoterápico do Professor Dias da Rocha**. Fortaleza: UFC, 1997.

_____. **As plantas das farmácias vivas**. Fortaleza: BNB, 1997.

MATOS, F.J. de A. & LOPES, A.E.C. **Guia fitoterápico**. Fortaleza: Prefeitura Municipal de Fortaleza, 1997.

MATOS, F.J. de A. & LORENZI, H. **Plantas medicinais no Brasil** – Nativas e exóticas cultivadas. Nova Odessa: Instituto Plantarum de Estudos da Flora, 2002.

MATOS, F.J. de A.; VIANA, G.S.B.; BANDEIRA, M.A.M. **Guia fitoterápico**. Fortaleza: Governo do Estado do Ceará/Sesa, 1998.

MOREIRA, F. **Plantas que curam**. São Paulo: Hemus, 1996.

MORGAN, R. **Enciclopédia das Ervas e Plantas Medicinais**. São Paulo: Hemus, 1997.

PACHECO, F. & COSTA, I. **Guia fitoterápico**. Belém: Movimento República de Emaús/Laboratório de Produção de Fitoterápicos de Emaús, 1999.

PANIZZA, S. **Plantas que curam**. São Paulo: Ibrasa, 1997.

PANIZZA, S. & PANIZZA, S.T. **Ensinando a cuidar da saúde com as plantas medicinais** – Guia prático de remédios simples e naturais. São Paulo: Prestígio, 2005.

Remédios caseiros – Medicina popular. Rio de Janeiro: Ediouro [s.d.].

REVILLA, J. **Cultivando a saúde em hortas caseiras e medicinais**. Manaus: Sebrae/Instituto Nacional de Pesquisas da Amazônia, 2002.

Revista A Cura pela Natureza. São Paulo: Nova Cultural [s.d.]

Revista Anamaria. Plantas Medicinais. São Paulo: Abril [s.d.].

Revista Ervas Medicinais. São Paulo: Canaã [s.d.].

_____. São Paulo: Escala [s.d.].

Revista Ervas & Plantas Medicinais. São Paulo: Escala [s.d.].

Revista Ervas & Saúde. São Paulo: Escala [s.d.]

Revista Guia de Plantas Medicinais. São Paulo: On Line Ed. [s.d.].

Revista Mística. Ervas que curam. São Paulo: Sampa [s.d.].

Revista O Segredo das Ervas. São Paulo: Nova Cultural [s.d.].

Revista Plantas Medicinais. São Paulo: Canaã [s.d.].

_____. São Paulo: Nova Lumini [s.d.].

Revista Plantas que Curam. São Paulo: Escala [s.d.].

Revista Seu Guia Prático de Plantas Medicinais. São Paulo: Abril [s.d.].

RUDDER, C. de & MAURY, E.A. **Guia compacto das plantas medicinais**. São Paulo: Rideel, 2002.

SANGUINETTI, E.E. **Cura astral pelas plantas**. Porto Alegre: Sagra, 1996.

Saúde e Sabor. Boldo; camomila; carqueja; erva-cidreira; erva-doce; hortelã. São Paulo: Melhoramentos, 2001.

SECRETARIA DE SAÚDE DO RIO DE JANEIRO/Programa de Fitoterapia. **Memento terapêutico.** Rio de Janeiro: Globo, 2002.

SECRETARIA DE ESTADO DA SAÚDE DA PARAÍBA. **Fitoterápicos** – Guia do Profissional de Saúde. Paraíba: 2002.

SOUSA, M.P. et al. **Constituintes químicos de plantas medicinais brasileiras.** Fortaleza: UFC, 1991.

TESKE, M. & TRENTINI, A.M.M. **Herbarium** – Compêndio de Fitoterapia. Curitiba: Herbarium, 2001.

TRINDADE, C. & SARTÓRIO, M.L. **Farmácia viva** – Utilização de plantas medicinais. Viçosa: CPT, 1998.

WEIL, R. **As ervas que curam.** Rio de Janeiro: Ediouro [s.d. – Coleção Saúde e Curas Naturais].

WEYKE, H. **A cura pelas plantas, pela água e pela homeopatia.** Rio de Janeiro: Papalivros [s.d.].

ZATTA, A. **A farmácia da natureza.** São Paulo: Paulinas, 1996.

ZIMPEL, A. **A cura pelas plantas, pela água e pela homeopatia.** Porto Alegre: Rigel [s.d.].

Chás e suas indicações

Infusão

Abacateiro: Retenção urinária, afecções renais, cistite, uretrite, ação diurética, icterícia, excesso de ácido úrico, reumatismo, insuficiência hepática, problema na bílis, ausência de menstruação, impotência sexual e diarreia de adultos, 11

Açafroa: Prisão de ventre habitual por mau funcionamento da vesícula, intestino preguiçoso, excesso de colesterol, perturbação digestiva, problema do fígado, problema na bílis, flatulência, afecções renais, icterícia, cálculo biliar, reumatismo, gastrite, aumentar o muco protetor do revestimento do estômago, diminuir o risco de úlceras devido ao estresse ou medicamentos e ajudar o organismo a desintoxicar-se de substâncias potencialmente causadoras de câncer, 13

Alecrim: Gases estomacais, flatulência, icterícia, ação diurética, problema na bílis, má digestão, dor de cabeça de origem estomacal, enxaqueca, falta de apetite, cólicas menstruais e pressão baixa, 15

Alfavaca-cravo: Flatulência, gases estomacais, má digestão, ação diurética e pressão alta leve ou moderada, 16

Alfazema: Flatulência, gases estomacais, cólicas estomacais, ansiedade, nervosismo, depressão, cistite, retenção urinária, inflamação do intestino grosso, estimulante do sono, dor de cabeça de origem estomacal, enxaqueca, tonturas de origem nervosa e falta de apetite, 17

Aluman: Distúrbios do fígado, distúrbios do estômago, cólicas hepáticas, cálculo biliar, inflamação do intestino, diarreia alimentar, má digestão, ressaca alcoólica, inflamação na vesícula, insuficiência hepática, falta de apetite, excesso de colesterol, flatulência, dor de estômago e prisão de ventre ocasional, 19

Arruda: Restaurar o fluxo menstrual, 20

Artemísia: Ausência de menstruação, menstruação difícil, cólicas menstruais, dor de estômago, gases estomacais, problema na bílis, icterícia, epilepsia, convulsão e histeria, 21

Assa-peixe: Cálculo renal, tosses noturnas e bronquite, 22

Boldo-do-chile: Afecções do fígado, cólicas hepáticas, evitar pedra na vesícula, problema na bílis, insuficiência hepática, dor biliar, transtorno gastrointestinal em geral, ação diurética, excesso de ácido úrico, diarreia em adultos, cálculo biliar, inflamação da vesícula biliar, icterícia, intestino preguiçoso, estimulante do sono, má digestão, gases estomacais, falta de apetite, gota, enxaqueca de origem hepática, dificuldade de digerir os alimentos, ressaca alcoólica e auxiliar no regime de emagrecimento, 23

Cajueiro-vermelho: Diabetes de adultos, 26

Camomila: Cólicas estomacais, cólicas intestinais, gases estomacais, inflamação intestinal, nefrite, regularizar as funções do aparelho digestivo, inflamação do intestino, dor no estômago, dor no intestino, flatulência, diarreia em adultos, cistite, prisão de ventre ocasional, má digestão, tensões pré-menstruais, transtornos da menopausa, dor durante a menstruação, náuseas, enjoos, dor de cabeça decorrente da gripe, febre, estimulante do sono, nervosismo, estresse, falta de apetite, cólicas em crianças, diarreias em crianças e distúrbios relacionados à primeira dentição de crianças, 27

Capim-santo: Ansiedade, nervosismo, depressão, tensão nervosa, estimulante do sono, aumentar o tempo de sono, febre, cólicas menstruais, estimulante da lactação, cólicas estomacais, cólicas intestinais, gases estomacais, fla-

Anexo

tulência, dor de estômago, dor de barriga, analgésico suave, ação diurética, dor de cabeça de origem estomacal e ação digestiva, 30

Castanha-da-índia: Varizes e hemorroidas, 31

Coentro: Cólicas estomacais, gases estomacais, flatulência e má digestão, 32

Colônia: Pressão alta leve ou moderada, ação diurética e ansiedade, 33

Erva-baleeira: Reumatismo, artrite e dor na coluna, 34

Erva-cidreira: Ansiedade, nervosismo, depressão, estimulante do sono, febre, diarreia em adultos, cólicas estomacais, cólicas intestinais, gases estomacais, flatulência, dor de barriga, dor de estômago, náuseas, irregularidades menstruais, dor de cabeça de origem estomacal, cólicas estomacais, cólicas intestinais, gases estomacais, flatulência, dor de barriga, dor de estômago, dor de cabeça de origem estomacal, vômitos, afecções renais, insuficiência hepática, icterícia, limpar o intestino, diarreia em adultos, estimulante da lactação, retenção de líquido, febre, estimulante digestivo, falta de apetite, cólicas em crianças, diarreia em crianças, cólicas de bebês e eliminar o hábito da mamada noturna, 35

Erva-doce: Cólicas estomacais, cólicas intestinais, gases estomacais, flatulências, dor de barriga, dor de estômago, 37

Espinheira-santa: Má digestão, evitar a formação de gases intestinais, acidez no estômago, azia, gastrite, flatulência, enjoos de origem estomacal, ação diurética, ação laxativa, fermentação gastrointestinal, auxiliar no combate ao vício do álcool e recomposição da flora intestinal, eliminar as toxinas, 40

Eucalipto medicinal: Gripe e febre, 41

Funcho: Estimulante da lactação, cólicas estomacais, cólicas intestinais, gases estomacais, flatulência, vômitos, enjoos, falta de apetite, ação diurética, melhorar as vias urinárias, mau hálito, má digestão, dor de cabeça de origem estomacal, tosses e bronquite catarral, 42

Gengibre: Estimulante digestivo, gases estomacais, flatulência, gripe, tosse, bronquite catarral, auxiliar no regime de emagrecimento, enjoos e vômitos, 44

Goiabeira-vermelha: Diarreia em crianças, diarreia forte em adultos e diarreia simples em adultos, 45

Guaçatonga: Gastrite, mau hálito, eliminar as toxinas, prisão de ventre ocasional, úlcera gástrica e auxiliar no regime de emagrecimento, 46

Guaco: Gripe, catarro no peito, asma e bronquite, 47

Hortelã-japonesa: Gases estomacais, flatulência, dor de estômago, vômitos, náuseas, dor de cabeça de origem estomacal, estimulante do sono, estimulante digestivo e intoxicação de origem gastrointestinal, 48

Hortelã-pimenta: Gases estomacais, flatulência, tosse, excesso de secreção, náuseas, vômitos e má digestão, 49

Hortelã-rasteira: Dor de barriga, gases e cólicas em crianças, 50

Jatobá: Afecções renais, cistite e problema da próstata, 52

Laranjeira: Ansiedade, nervosismo, depressão e estimulante do sono, 52

Limociro: Gastrite, 53

Losna: Afecções do fígado, vômitos, insuficiência hepática, diarreia em adultos, afecções renais, falta de apetite, debilidade estomacal, flatulência e icterícia, 54

Louro: Má digestão, 55

Macela: Flatulência, cólicas estomacais, azia, acidez no estômago, nefrite, cistite, falta de apetite, diarreia em adultos e dor de cabeça de origem estomacal, 56

Macela-da-terra: Má digestão, acidez no estômago, azia, gastrite, ação protetora da mucosa gástrica, enxaqueca, diarreia em adultos e dor de cabeça de origem estomacal, 57

Malva-santa: Azia, acidez no estômago, mal-estar gástrico, ação protetora contra úlceras induzidas por estresse, gastrite, ressaca alcoólica e má digestão, 58

Anexo

Maracujá: Auxiliar no combate ao vício do álcool, estresse, vômitos devidos à causa nervosa e gastrite, 59

Mentrasto: Cólicas menstruais, febre, reumatismo e artrite, 61

Milho (cabelo de): Excesso de ácido úrico, retenção urinária, afecções da bexiga, afecções renais, cistite e dor na hora de urinar, 62

Mulungu: Ansiedade, nervosismo, depressão e insônia eventual, 63

Pitanga: Diarreia em adultos e diarreia em crianças, 64

Sabugueiro: Febre e estimulante da sudorese, 65

Sálvia: Cólicas menstruais, má digestão, ansiedade, depressão, transtornos da menopausa, sudorese excessiva das mãos e axilas, auxiliar a recuperação física e mental e fraqueza sexual, 66

Sena: Prisão de ventre ocasional e intestino ressecado, 67

Cozimento

Alcachofra: Afecções do fígado, icterícia, cálculo biliar, excesso de ácido úrico, excesso de triglicerídeos, excesso de colesterol, excesso de ureia, insuficiência hepática, inflamação da vesícula biliar, afecções renais, inflamação da bexiga, baixar o açúcar no sangue, pedras na vesícula, distúrbios hepáticos causados pelo alcoolismo, ação depurativa, ação diurética, prisão de ventre ocasional, intestino ressecado, falta de apetite, diarreia de adultos e má digestão, 69

Alcaçuz: Acidez no estômago, gastrite, úlcera gástrica, aumentar o muco protetor do revestimento do estômago, tosse e bronquite, 70

Anis-estrelado: Má digestão, gases estomacais, cólicas abdominais, debilidade estomacal, flatulência e estimulante da lactação, 71

Azeitona-roxa: Diabetes de adultos, 72

Bardana: Excesso de ácido úrico, ação diurética, inflamação da vesícula biliar, ação laxativa, problema na bílis, cistite, cálculo renal, cálculo biliar, retenção de líquido, insuficiência hepática, prisão de ventre ocasional e diabetes de adultos, 73

Cajueiro-roxo: Diarreia em adultos, 74

Canela: Estimulante da digestão, má digestão, digestão lenta, enjoos, vômitos nervosos, irregularidades menstruais, pessoas com fraca circulação, febre, diarreia em adultos e flatulência, 75

Carambola: Diabetes de adultos, 76

Carqueja: Má digestão, gases estomacais, prisão de ventre ocasional, azia, acidez no estômago, insuficiência hepática, gastrite, ação diurética, ação laxativa, eliminar as toxinas, falta de apetite, prisão de ventre ocasional, cálculo biliar, diarreia em adultos, diabetes de adultos, auxiliar no regime de emagrecimento e ação favorável sobre o fígado e intestino, 77

Cavalinha: Excesso de ácido úrico, cistite, inflamação da bexiga, retenção urinária, dor da bexiga, micção dolorosa, problemas da próstata, retenção de líquido, irritação das vias urinárias, regras excessivas, tratamento auxiliar da osteoporose, descalcificação de dentes e ossos, febre, cálculo renal, eliminar as toxinas, sudorese excessiva, ação diurética e pressão alta leve ou moderada, 79

Chambá: Tosse, bronquite, gripe e asma, 81

Chapéu-de-couro: Excesso de ácido úrico, cistite, sangue na urina, excesso de albumina na urina, inflamação na bexiga, problemas da próstata, afecções renais, ação diurética, ação depurativa, cálculo renal, reumatismo, dores nos músculos, dores nas articulações e gota, 81

Cumaru: Tosse, bronquite, gripe e asma, 83

Graviola: Auxiliar no regime de emagrecimento e diabetes de adultos, 83

Anexo

Insulina: Diabetes de adultos, 85
Jatobá: Problema de próstata, 85
Jucá: Diabetes de adultos, 86
Maracujá: Ansiedade, nervosismo, insônia eventual, dor de cabeça de origem nervosa, calmante nas excitações nervosas e transtornos da menopausa, 87
Melão-de-são-caetano: Diabetes de adultos, 88
Mororó: Diabetes de adultos, 89
Pata-de-vaca: Diabetes de adultos, 90
Pau d'arco-roxo: Gastrite, varizes, hemorroidas, úlceras, evitar a formação de tumores, reumatismo e depurativo (após a sífilis), 91
Pega-pinto: Cistite, retenção urinária e excesso de ácido úrico, 92
Quebra-pedra: Cálculo renal, excesso de ácido úrico, ação diurética, cistite, inflamação na bexiga, retenção urinária, nefrites, dor na bexiga, micção dolorosa, 94
Sálvia: Pressão baixa, 95
Torém: Ação diurética, pressão alta leve ou moderada e afecções renais, 96

Maceração

Alho: Pressão alta leve ou moderada, 97
Aluman: Ressaca alcoólica, 98
Ameixa: Prisão de ventre ocasional, 98
Arruda: Menstruação escassa, 99
Cáscara-sagrada: Prisão de ventre ocasional, 100
Dente-de-leão: Excesso de ácido úrico, excesso de colesterol, insuficiência hepática, cálculo biliar, inflamação do baço, nefrite, cistite, ação depurativa, ação diurética, ação laxante suave e melhorar o fluxo da urina, 100
Malva-santa: Azia, má digestão e ressaca alcoólica, 101

Chás compostos

Abacateiro com chá-mate e cabelo-de-milho: Eliminar as toxinas, cálculo renal, infecções urinárias, cistite, gota e excesso de ácido úrico, 103

Abacateiro com goiabeira-vermelha e pitanga: Diarreia de adultos, 104

Abacateiro com cabelo-de-milho: Eliminar as toxinas, 105

Açafroa com camomila: Gripe, 105

Alecrim com boldo-do-chile: Problema na bílis e insuficiência hepática, 106

Alecrim com erva-cidreira: Enxaqueca, 107

Alho com limão: Gripe, 108

Assa-peixe com bardana e erva-de-bicho: Varizes e hemorroidas, 109

Camomila com erva-cidreira: Febre, vômitos, auxiliar da digestão e gases estomacais, 110

Camomila com erva-doce: Auxiliar da digestão e gases estomacais, 111

Camomila com eucalipto medicinal: Febre, 112

Camomila com hortelã-japonesa: Transtornos da menopausa, 113

Camomila com laranjeira: Insônia eventual, 114

Camomila com maracujá e mulungu: Indisposição, 115

Camomila com maracujá e sálvia: Transtornos da menopausa, 116

Capim-santo com flores da laranjeira: Insônia eventual, 117

Cavalinha com cabelo-de-milho e quebra-pedra: Cistite, problema da próstata, 118

Cavalinha com capim-santo e carqueja: Auxiliar no regime de emagrecimento, 119

Anexo

Cavalinha com graviola e carqueja: Auxiliar no regime de emagrecimento, 120

Cavalinha com sena e carqueja: Auxiliar no regime de emagrecimento, 121

Erva-cidreira com hortelã-japonesa: Auxiliar da digestão, gases estomacais, 122

Erva-cidreira com maracujá e flores da laranjeira: Calmante, 123

Erva-doce com erva-cidreira: Auxiliar da digestão, gases estomacais, 124

Erva-doce com mentrasto e louro: Cólicas menstruais, 125

Gengibre com canela: Gripe, 126

Hortelã-japonesa com erva-doce: Gases estomacais, 126

Hortelã-japonesa com espinheira-santa: Cólicas estomacais e azia, 127

Hortelã-japonesa com eucalipto medicinal: Catarro no peito, 128

Hortelã-pimenta com sabugueiro: Febre, 129

Macela com cascas de laranja amarga e carqueja: Gastrite, 130

Macela-da-terra com cascas de laranja amarga e carqueja: Gastrite, 131

Malva-santa com macela-da-terra: Azia, acidez, mal-estar gástrico, gastrite e má digestão, 132

Maracujá com camomila: Insônia eventual, 133

Maracujá com hortelã-japonesa: Menstruações dolorosas, transtornos da menopausa e tensão pré-menstrual, 134

Maracujá com laranjeira: Insônia eventual, 135

Maracujá com mulungu: Tensão nervosa, 136

Chás com mel

Açafroa: Gripe, 137
Agrião: Tosse, bronquite, gripe e catarro no peito, 138
Alface: Tosse, 138
Assa-peixe: Tosse, bronquite e gripe, 139
Chambá: Tosse, gripe, bronquite e catarro no peito, 140
Cumaru: Tosse, bronquite, gripe e catarro no peito, 141
Gengibre: Gripe, 142
Guaco: Tosse, bronquite, gripe e catarro no peito, 142
Laranjeira: Ansiedade, nervosismo e depressão, 143
Tomilho: Tosse e gripe, 144

Chás de caixinhas

Boldo-do-chile: Afecções do fígado, cólicas hepáticas, evitar pedra na vesícula, problema na bílis, insuficiência hepática, dores biliares, transtorno gastrointestinal em geral, ação diurética, excesso de ácido úrico, cálculo biliar, inflamação da vesícula biliar, icterícia, intestino preguiçoso, diarreia em adultos, má digestão, gases estomacais, gota, enxaquecas de origem hepática, estimulante do sono, falta de apetite, dificuldade de digerir os alimentos, ressaca alcoólica e auxiliar no regime de emagrecimento, 145

Camomila: Cólicas estomacais, cólicas intestinais, gases estomacais, inflamação intestinal, nefrite, regularizar as funções do aparelho digestivo, inflamação do intestino, dor no estômago, dor no intestino, flatulência, diarreia em adultos, cistite, prisão de ventre ocasional, má digestão, náuseas, enjoos, febre, nervosismo, estresse, tensões pré-menstruais, transtornos da menopausa, dores durante a menstruação, dor de cabeça decorrente da gripe, estimulante do sono e falta de apetite, 146

Anexo

Carqueja: Gases estomacais, prisão de ventre ocasional, azia, má digestão, acidez no estômago, insuficiência hepática, gastrite, ação diurética, ação laxativa, eliminar as toxinas, falta de apetite, prisão de ventre ocasional, má digestão, cálculo biliar, diarreia em adultos, diabete de adultos e auxiliar no regime de emagrecimento, 147

Chá-verde: Excesso de colesterol, reforçar os vasos sanguíneos, combater a fadiga, acalmar o sistema digestivo, depressão, retardar o envelhecimento, inibir a formação de pedras na vesícula e nos rins, normalizar a função da tireoide, ajudar na regeneração da pele, ajudar a curar doenças do fígado, proteger o coração, diminuir a dor, acalmar o sistema digestivo, obesidade, ação anticancerígena, auxiliar no regime de emagrecimento, efeito antigripal no caso de consumo prolongado, prevenir as cáries e fornecer boas doses de vitaminas e sais minerais, 148

Chá-mate: Fadiga física e mental, prisão de ventre eventual, pressão baixa, impotência sexual, fraqueza, falta de apetite, falta de suor e insuficiência hepática, 149

Chá-preto: Diarreia, intoxicações alimentares, excesso de colesterol, ação antiúlcera, ação anticancerígena, ação digestiva, ação antioxidante, excesso de colesterol, ação hepatoprotetora, ação diurética e estimulante geral, 150

Erva-cidreira: Ansiedade, nervosismo, depressão, tensão nervosa, febre, cólicas menstruais, cólicas estomacais, cólicas intestinais, gases estomacais, flatulência, dor de estômago, dor de barriga, dor de cabeça de origem estomacal, estimulante do sono, aumentar o tempo de sono e estimulante da lactação, 151

Erva-doce: Cólicas estomacais, cólicas intestinais, gases estomacais, flatulência, dor de barriga, dor de estômago, dor de cabeça de origem estomacal, vômitos, afecções renais, insuficiência hepática, icterícia, limpar o intestino, diarreia em adultos, estimulante da lactação, febre e falta de apetite, 152

Espinheira-santa: Má digestão, evitar a formação de gases intestinais, acidez no estômago, azia, gastrite, flatulência, enjoos de origem estomacal, ação diurética, ação laxativa, fermentação gastrointestinal, auxiliar no combate ao vício do álcool e na recomposição da flora intestinal e eliminar as toxinas, 153

Hortelã: Gases estomacais, flatulência, náuseas, vômitos, sensação de empachamento causada por acúmulo de gases e má digestão, 154

Macela: Flatulência, cólicas estomacais, azia, nefrite, cistite, inapetência, distúrbios menstruais, dor de cabeça de origem estomacal, má digestão e diarreia em adultos, 155

Pata-de-vaca: Diabetes de adultos, 155

Quebra-pedra: Cálculo renal, excesso de ácido úrico, cistite, inflamação da bexiga, retenção urinária, dores da bexiga e micção dolorosa, 156

Indicações, males e seus respectivos chás

Infusão
Ação digestiva
Capim-santo, 30
Ação diurética
abacateiro, 11
alecrim, 15
alfavaca-cravo, 16
boldo-do-chile, 23
capim-santo, 30
colônia, 33
espinheira-santa, 40
funcho, 42
Ação laxativa
espinheira-santa, 40
Ação protetora contra úlceras induzidas por estresse, gastrite, ressaca alcoólica e má digestão
malva-santa, 58
Ação protetora da mucosa gástrica, enxaqueca, diarreia em adultos e dor de cabeça de origem estomacal
macela-da-terra, 57
Acidez no estômago
espinheira-santa, 40
macela, 56
macela-da-terra, 57
malva-santa, 58
Afecções da bexiga
milho (cabelo de), 62

Afecções do fígado
assa-peixe, 22
losna, 54

Afecções renais
abacateiro, 11
açafroa, 13
erva-cidreira, 35
jatobá, 52
losna, 54
milho, 62

Ajudar o organismo a desintoxicar-se de substâncias potencialmente causadoras de câncer
açafroa, 13

Analgésico suave
capim-santo, 30

Ansiedade
alfazema, 17
capim-santo, 30
colônia, 33
erva-cidreira, 35
laranjeira, 52
mulungu, 63
sálvia, 66

Artrite
erva-baleeira, 34
mentrasto, 61

Asma
guaco, 47

Aumentar o muco protetor do revestimento do estômago
açafroa, 13

Aumentar o tempo de sono
capim-santo, 30

Ausência de menstruação
abacateiro, 11
artemísia, 21

Anexo

Auxiliar a recuperação física e mental
sálvia, 66

Auxiliar no combate ao vício do álcool
espinheira-santa, 40
maracujá, 59

Auxiliar no regime de emagrecimento
boldo-do-chile, 23
gengibre, 44
guaçatonga, 46

Azia
espinheira-santa, 40
macela, 56
macela-da-terra, 57
malva-santa, 58

Bronquite
assa-peixe, 22
guaco, 47

Bronquite catarral
funcho, 42
gengibre, 44

Cálculo biliar
açafroa, 13
aluman, 19
boldo-do-chile, 23

Cálculo renal
assa-peixe, 22

Catarro no peito
guaco, 47

Cistite
abacateiro, 11
alfazema, 17
camomila, 27
jatobá, 52

macela, 56
milho, 62

Cólicas de bebês
erva-cidreira, 35

Cólicas em crianças
camomila, 27
erva-cidreira, 35
hortelã-rasteira, 50

Cólicas estomacais
alfazema, 17
camomila, 27
capim-santo, 30
coentro, 32
erva-cidreira, 35
erva-doce, 37
funcho, 42
macela, 56

Cólicas hepáticas
aluman, 19
boldo-do-chile, 23

Cólicas intestinais
camomila, 27
capim-santo, 30
erva-cidreira, 35
funcho, 42

Cólicas menstruais
alecrim, 15
artemísia, 21
capim-santo, 30
mentrasto, 61
sálvia, 66

Convulsão
artemísia, 21

Diarreia simples em adultos
goiabeira-vermelha, 45

Debilidade estomacal
losna, 54

Depressão
alfazema, 17
capim-santo, 30
erva-cidreira, 35
laranjeira, 52
mulungu, 63
sálvia, 66

Diabetes de adultos
cajueiro-vermelho, 26

Diarreia alimentar
aluman, 19

Diarreia em adultos
abacateiro, 11
boldo-do-chile, 23
camomila, 27
erva-cidreira, 35
losna, 54
pitanga, 64
macela, 56

Diarreia em crianças
erva-cidreira, 35
goiabeira-vermelha, 45
pitanga, 64

Diarreia forte em adultos
goiabeira-vermelha, 45

Diarreias em crianças
camomila, 27

Dificuldade de digerir os alimentos
boldo-do-chile, 23

Diminuir o risco de úlceras devido ao estresse ou medicamentos
açafroa, 13

Distúrbios do estômago
aluman, 19

Distúrbios do fígado
aluman, 19

Distúrbios relacionados à primeira dentição de crianças
camomila, 27

Dor biliar,
boldo-do-chile, 23

Dor de barriga
capim-santo, 30
erva-cidreira, 35
hortelã-rasteira, 50

Dor de cabeça de origem estomacal
alecrim, 15
alfazema, 17
capim-santo, 30
erva-cidreira, 35
erva-doce, 37
funcho, 42
hortelã-japonesa, 48
macela, 56

Dor de cabeça decorrente da gripe
camomila, 27

Dor de estômago
aluman, 19
artemísia, 21
capim-santo, 30
erva-cidreira, 35
erva-doce, 37
hortelã-japonesa, 48

Dor durante a menstruação
camomila, 27

Dor na coluna
erva-baleeira, 34

Dor na hora de urinar
milho (cabelo de), 62

Dor no estômago
camomila, 27

Dor no intestino
camomila, 27

Eliminar as toxinas
espinheira-santa, 40
guaçatonga, 46

Eliminar o hábito da mamada noturna
erva-cidreira, 35

Enjoos
camomila, 27
funcho, 42
gengibre, 44

Enjoos de origem estomacal
espinheira-santa, 40

Enxaqueca
alecrim, 15
alfazema, 17

Enxaqueca de origem hepática
boldo-do-chile, 23

Epilepsia
artemísia, 21

Estimulante da lactação
capim-santo, 30
erva-cidreira, 35
funcho, 42

Estimulante da sudorese
sabugueiro, 65

Estimulante digestivo
erva-cidreira, 35
gengibre, 44
hortelã-japonesa, 48

Estimulante do sono
alfazema, 17
boldo-do-chile, 23
camomila, 27
capim-santo, 30
erva-cidreira, 35
hortelã-japonesa, 48
laranjeira, 52

Estresse
camomila, 27
maracujá, 59

Evitar a formação de gases intestinais
espinheira-santa, 40

Evitar pedra na vesícula
boldo-do-chile, 23

Excesso de ácido úrico
abacateiro, 11
boldo-do-chile, 23
milho (cabelo de), 62

Excesso de colesterol
açafroa, 13
aluman, 19

Excesso de secreção
hortelã-pimenta, 49

Falta de apetite
alecrim, 15
alfazema, 17

aluman, 19
boldo-do-chile, 23
camomila, 27
erva-cidreira, 35
funcho, 42
losna, 54
macela, 56

Febre
camomila, 27
capim-santo, 30
erva-cidreira, 35
eucalipto medicinal, 41
mentrasto, 61
sabugueiro, 65

Fermentação gastrointestinal
espinheira-santa, 40

Flatulência
açafroa, 13
alecrim, 15
alfavaca-cravo, 16
alfazema, 17
aluman, 19
camomila, 27
capim-santo, 30
coentro, 32
erva-cidreira, 35
espinheira-santa, 40
funcho, 42
gengibre, 126
hortelã-japonesa, 48
hortelã-pimenta, 49
losna, 54
macela, 56

Fraqueza sexual
sálvia, 66

Gases em crianças
hortelã-rasteira, 50

Gases estomacais
alecrim, 15
alfavaca-cravo, 16
alfazema, 17
artemísia, 21
boldo-do-chile, 23
camomila, 27
capim-santo, 30
coentro, 32
erva-cidreira, 35
erva-doce, 37
funcho, 42
gengibre, 44
hortelã-japonesa, 48
hortelã-pimenta, 49

Gastrite
açafroa, 13
espinheira-santa, 40
macela-da-terra, 57

Gota
boldo-do-chile, 23

Gripe
eucalipto medicinal, 41
gengibre, 44
guaco, 47

Hemorroidas
castanha-da-índia, 31

Histeria
artemísia, 21

Icterícia
abacateiro, 11
açafroa, 13

alecrim, 15
artemísia, 21
boldo-do-chile, 23
erva-cidreira, 35
losna, 54

Impotência sexual
abacateiro, 11

Inflamação da vesícula biliar
boldo-do-chile, 23

Inflamação do intestino
aluman, 19
camomila, 27

Inflamação do intestino grosso
alfazema, 17

Inflamação intestinal
camomila, 27

Inflamação na vesícula
aluman, 19

Insônia eventual
mulungu, 63

Insuficiência hepática
abacateiro, 11
aluman, 19
boldo-do-chile, 23
erva-cidreira, 35
losna, 54

Intestino preguiçoso
açafroa, 13
boldo-do-chile, 23

Intestino ressecado
sena, 67

Intoxicação de origem gastrointestinal
hortelã-japonesa, 48

Irregularidades menstruais
erva-cidreira, 35

Limpar o intestino
erva-cidreira, 35

Má digestão
alecrim, 15
alfavaca-cravo, 16
aluman, 19
boldo-do-chile, 23
camomila, 27
coentro, 32
espinheira-santa, 40
funcho, 42
hortelã-pimenta, 49
louro, 55
macela-da-terra, 57
sálvia, 67

Mal-estar gástrico
malva-santa, 58

Mau hálito
funcho, 42
guaçatonga, 46

Melhorar as vias urinárias
funcho, 42

Menstruação difícil
artemísia, 21

Náuseas
camomila, 27
erva-cidreira, 35
hortelã-japonesa, 48
hortelã-pimenta, 49

Nefrite
camomila, 27
macela, 56

Anexo

Nervosismo
alfazema, 17
camomila, 27
capim-santo, 30
erva-cidreira, 35
laranjeira, 52
mulungu, 63

Perturbação digestiva
açafroa, 13

Pressão alta leve ou moderada
alfavaca-cravo, 16
colônia, 33

Pressão baixa
alecrim, 19

Prisão de ventre habitual por mau funcionamento da vesícula
açafroa, 13

Prisão de ventre ocasional
aluman, 19
camomila, 27
guaçatonga, 46
sena, 67

Problema da próstata
jatobá, 52

Problema do fígado
açafroa, 13

Problema na bílis
abacateiro, 11
açafroa, 13
alecrim, 15
artemísia, 21
boldo-do-chile, 23

Recomposição da flora intestinal
espinheira-santa, 40

Regularizar as funções do aparelho digestivo
camomila, 27

Ressaca alcoólica
aluman, 19
boldo-do-chile, 23

Restaurar o fluxo menstrual
arruda, 20

Retenção de líquido
erva-cidreira, 35

Retenção urinária
alfazema, 17
milho (cabelo de), 62
abacateiro, 11

Reumatismo
abacateiro, 11
açafroa, 13
erva-baleeira, 34
mentrasto, 61

Sudorese excessiva das mãos e axilas
sálvia, 66

Tensão nervosa
capim-santo, 30

Tensões pré-menstruais
camomila, 27

Tonturas de origem nervosa
alfazema, 17

Tosse
gengibre, 44
hortelã-pimenta, 49
funcho, 42

Tosses noturnas
assa-peixe, 22

Transtorno gastrointestinal em geral
boldo-do-chile, 23

Transtornos da menopausa
camomila, 27
sálvia, 66

Úlcera gástrica
guaçatonga, 46

Uretrite
abacateiro, 11

Varizes
castanha-da-índia, 31

Vômitos
erva-cidreira, 35
funcho, 42
gengibre, 44
hortelã-japonesa, 48
hortelã-pimenta, 49
losna, 54

Vômitos devidos à causa nervosa e gastrite
maracujá, 59

Cozimento

Ação depurativa
alcachofra, 69
chapéu-de-couro, 81

Ação diurética
alcachofra, 69
bardana, 73
carqueja, 77
cavalinha, 79

chapéu-de-couro, 81
torém, 96

Ação favorável sobre o fígado e intestino
carqueja, 77

Ação laxativa
bardana, 73
carqueja, 77

Acidez no estômago
alcaçuz, 70
carqueja, 77

Afecções do fígado
alcachofra, 69

Afecções renais
alcachofra, 69
chapéu-de-couro, 81
torém, 96

Ansiedade
maracujá, 87

Asma
chambá, 81
cumaru, 83

Aumentar o muco protetor do revestimento do estômago
alcaçuz, 70

Auxiliar no regime de emagrecimento
carqueja, 77
graviola, 83

Azia
carqueja, 77

Baixar o açúcar no sangue
alcachofra, 69

Bronquite
alcaçuz, 70

chambá, 81
cumaru, 83

Cálculo biliar
alcachofra, 69
bardana, 73
carqueja, 77

Cálculo renal
bardana, 73
cavalinha, 79
chapéu-de-couro, 81

Calmante nas excitações nervosas
maracujá, 87

Cistite
bardana, 73
cavalinha, 79
chapéu-de-couro, 81
pega-pinto, 92

Cólicas abdominais
anis-estrelado, 71

Debilidade estomacal
anis-estrelado, 71

Depurativo (após a sífilis)
pau d'arco-roxo, 91

Descalcificação de dentes e ossos
cavalinha, 79

Diabetes de adultos
azeitona-roxa, 72
bardana, 73
carambola, 76
carqueja, 77
graviola, 83
insulina, 85
jucá, 86

melão-de-são-caetano, 88
mororó, 89
pata-de-vaca, 90

Diarreia de adultos
alcachofra, 69
cajueiro-roxo, 74
canela, 75
carqueja, 77

Digestão lenta
canela, 75

Distúrbios hepáticos causados pelo alcoolismo
alcachofra, 69

Dor da bexiga
cavalinha, 79

Dor de cabeça de origem nervosa
maracujá, 87

Dores nas articulações
chapéu-de-couro, 81

Dores nos músculos
chapéu-de-couro, 81

Eliminar as toxinas
carqueja, 77
cavalinha, 79

Enjoos
canela, 75

Estimulante da digestão
canela, 75

Estimulante da lactação
anis-estrelado, 71

Evitar a formação de tumores
pau d'arco-roxo, 91

Excesso de ácido úrico
alcachofra, 69
bardana, 73
cavalinha, 79
chapéu-de-couro, 81
pega-pinto, 92

Excesso de albumina na urina
chapéu-de-couro, 81

Excesso de colesterol
alcachofra, 69

Excesso de triglicerídeos
alcachofra, 69

Excesso de ureia
alcachofra, 69

Falta de apetite
alcachofra, 69
carqueja, 77

Febre
canela, 75
cavalinha, 79

Flatulência
anis-estrelado, 71
canela, 75

Gases estomacais
anis-estrelado, 71
carqueja, 77

Gastrite
alcaçuz, 70
carqueja, 77
pau d'arco-roxo, 91

Gota
chapéu-de-couro, 81

Gripe
chambá, 81
cumaru, 83

Hemorroidas
pau d'arco-roxo, 91

Icterícia
alcachofra, 69

Inflamação da bexiga
alcachofra, 69
cavalinha, 79

Inflamação da vesícula biliar
alcachofra, 69
bardana, 73

Inflamação na bexiga
chapéu-de-couro, 81

Insônia eventual
maracujá, 87

Insuficiência hepática
alcachofra, 69
bardana, 73
carqueja, 77

Intestino ressecado
alcachofra, 69

Irregularidades menstruais
canela, 75

Irritação das vias urinárias
cavalinha, 79

Má digestão
alcachofra, 69
anis-estrelado, 71
canela, 75
carqueja, 77

Anexo

Micção dolorosa
cavalinha, 79

Nervosismo
maracujá, 87

Pedras na vesícula
alcachofra, 69

Pessoas com fraca circulação
canela, 75

Pressão alta leve ou moderada
cavalinha, 79
torém, 96

Prisão de ventre ocasional
alcachofra, 69
bardana, 73
carqueja, 77

Problema na bílis
bardana, 73

Problemas da próstata
cavalinha, 79
chapéu-de-couro, 81

Regras excessivas
cavalinha, 79

Retenção de líquido
bardana, 73
cavalinha, 79

Retenção urinária
cavalinha, 79
pega-pinto, 92

Reumatismo
chapéu-de-couro, 81
pau d'arco-roxo, 91

Sangue na urina
chapéu-de-couro, 81

Sudorese excessiva
cavalinha, 79

Tosse
alcaçuz, 70
chambá, 81
cumaru, 83

Transtornos da menopausa
maracujá, 87

Tratamento auxiliar da osteoporose
cavalinha, 79

Úlcera gástrica
alcaçuz, 70

Úlceras
pau d'arco-roxo, 91

Varizes
pau d'arco-roxo, 91

Vômitos nervosos
canela, 75

Maceração

Ação depurativa
dente-de-leão, 100

Ação diurética
dente-de-leão, 100

Ação laxante suave
dente-de-leão, 100

Azia
malva-santa, 101

Anexo

Cálculo biliar
dente-de-leão, 100

Cistite
dente-de-leão, 100

Excesso de ácido úrico
dente-de-leão, 100

Excesso de colesterol
dente-de-leão, 100

Inflamação do baço
dente-de-leão, 100

Insuficiência hepática
dente-de-leão, 100

Má digestão
malva-santa, 101

Melhorar o fluxo da urina
dente-de-leão, 100

Menstruação escassa
arruda, 99

Nefrite
dente-de-leão, 100

Pressão alta leve ou moderada
alho, 97

Prisão de ventre ocasional
ameixa, 98

Prisão de ventre ocasional
cáscara-sagrada, 100

Ressaca alcoólica
aluman, 98

Ressaca alcoólica
malva-santa, 101

Chás compostos

Acidez
malva-santa com macela-da-terra, 132

Auxiliar da digestão
camomila com erva-cidreira, 110
camomila com erva-doce, 111
erva-cidreira com hortelã-japonesa, 122
erva-doce com erva-cidreira, 124

Auxiliar no regime de emagrecimento
cavalinha com capim-santo e carqueja, 119
cavalinha com graviola e carqueja, 120
cavalinha com sena e carqueja, 121

Azia
hortelã-japonesa com espinheira-santa, 127
malva-santa com macela-da-terra, 132

Cálculo renal
abacateiro com chá-mate e cabelo-de-milho, 103

Calmante
erva-cidreira com maracujá e flores de laranjeira, 123

Catarro no peito
hortelã-japonesa com eucalipto medicinal, 128

Cistite
abacateiro com chá-mate e cabelo-de-milho, 103
cavalinha com cabelo-de-milho e quebra-pedra, 118

Cólicas estomacais
hortelã-japonesa com espinheira-santa, 127
erva-doce com mentrasto e louro, 125

Diarreia de adultos
abacateiro com goiabeira-vermelha e pitanga, 104

Eliminar as toxinas
abacateiro com cabelo-de-milho, 105
abacateiro com chá-mate e cabelo-de-milho, 103

Anexo

Enxaqueca
alecrim com erva-cidreira, 107

Excesso de ácido úrico
abacateiro com chá-mate e cabelo-de-milho, 103

Febre
camomila com erva-cidreira, 110
camomila com eucalipto medicinal, 112
hortelã-pimenta com sabugueiro, 129

Gases estomacais
camomila com erva-cidreira, 110
camomila com erva-doce, 111
erva-doce com erva-cidreira, 124
hortelã-japonesa com erva-doce, 126
erva-cidreira com hortelã-japonesa, 122

Gastrite
macela com cascas de laranja amarga e carqueja, 130
macela-da-terra com cascas de laranja amarga e carqueja, 131
malva-santa com macela-da-terra, 132

Gota
abacateiro com chá-mate e cabelo-de-milho, 103

Gripe
açafroa com camomila, 105
alho com limão, 108
gengibre com canela, 126

Hemorroidas
assa-peixe com bardana e erva-de-bicho, 109

Indisposição
camomila com maracujá e mulungu, 115

Infecções urinárias
abacateiro com chá-mate e cabelo-de-milho, 103

Insônia eventual
camomila com laranjeira, 114
capim-santo com flores de laranjeira, 117
maracujá com camomila, 133
maracujá com laranjeira, 135

Insuficiência hepática
alecrim com boldo-do-chile, 106

Má digestão
malva-santa com macela-da-terra, 132

Mal-estar gástrico
malva-santa com macela-da-terra, 132

Menstruações dolorosas
maracujá com hortelã-japonesa, 134

Problema da próstata
cavalinha com cabelo-de-milho e quebra-pedra, 118

Problema na bílis
alecrim com boldo-do-chile, 106

Tensão nervosa
maracujá com mulungu, 136

Tensão pré-menstrual
maracujá com hortelã-japonesa, 134

Transtornos da menopausa
camomila com hortelã-japonesa, 113
camomila com maracujá e sálvia, 116
maracujá com hortelã-japonesa, 134

Varizes
assa-peixe com bardana e erva-de-bicho, 109

Vômitos
camomila com erva-cidreira, 110

Chás com mel

Ansiedade
laranjeira, 143

Bronquite
agrião, 138
assa-peixe, 139

chambá, 140
cumaru, 141
guaco, 142

Catarro no peito
agrião, 138
chambá, 140
cumaru, 141
guaco, 142

Depressão
laranjeira, 143

Gripe
açafroa, 137
agrião, 138
assa-peixe, 139
chambá, 140
cumaru, 141
gengibre, 142
guaco, 142
tomilho, 144

Nervosismo
laranjeira, 143

Tosse
agrião, 138
alface, 138
assa-peixe, 139
chambá, 140
cumaru, 141
guaco, 142
tomilho, 144

Chás de caixinhas

Acalmar o sistema digestivo
chá-verde, 145

Ação anticancerígena
chá-preto, 150
chá-verde, 148

Ação antioxidante
chá-preto, 150

Ação antiúlcera
chá-preto, 150

Ação digestiva
chá-preto, 150

Ação diurética
boldo-do-chile, 145
carqueja, 147
chá-preto, 150
espinheira-santa, 153

Ação hepatoprotetora
chá-preto, 150

Ação laxativa
carqueja, 147
espinheira-santa, 153

Acidez no estômago
carqueja, 147
espinheira-santa, 153

Afecções do fígado
boldo-do-chile, 145

Afecções renais
erva-doce, 152

Ajudar a curar doenças do fígado
chá-verde, 148

Ajudar na regeneração da pele
chá-verde, 148

Ansiedade
erva-cidreira, 151

Aumentar o tempo de sono
erva-cidreira, 151

Auxiliar na recomposição da flora intestinal
espinheira-santa, 153

Auxiliar no combate ao vício do álcool
espinheira-santa, 153

Auxiliar no regime de emagrecimento
boldo-do-chile, 145
carqueja, 147
chá-verde, 148

Azia
carqueja, 147
espinheira-santa, 153
macela, 155

Cálculo biliar
boldo-do-chile, 145
carqueja, 147

Cálculo renal
quebra-pedra, 156

Cistite
camomila, 146
macela, 155
quebra-pedra, 156

Cólicas estomacais
camomila, 146
erva-cidreira, 151
erva-doce, 152
macela, 151

Cólicas hepáticas
boldo-do-chile, 145

Cólicas intestinais
camomila, 146

erva-cidreira, 151
erva-doce, 152

Cólicas menstruais
erva-cidreira, 151

Combater a fadiga
chá-verde, 148

Depressão
chá-verde, 148
erva-cidreira, 151

Diabetes de adultos
carqueja, 147
pata-de-vaca, 155

Diarreia em adultos
macela, 155
boldo-do-chile, 145
camomila, 146
carqueja, 147
erva-doce, 152

Diarreia
chá-preto, 150

Dificuldade de digerir os alimentos
boldo-do-chile, 145

Diminuir a dor
chá-verde, 148

Distúrbios menstruais
macela, 155

Dor de barriga
erva-cidreira, 151
erva-doce, 152

Dor de cabeça de origem estomacal
erva-cidreira, 151
erva-doce, 152
macela, 155

Dor de cabeça decorrente da gripe
camomila, 146

Dor de estômago
erva-cidreira, 151
erva-doce, 152
camomila, 146

Dor no intestino
camomila, 146

Dores biliares
boldo-do-chile, 145

Dores da bexiga
quebra-pedra, 156

Dores durante a menstruação
camomila, 146

Efeito antigripal no caso de consumo prolongado
chá-verde, 148

Eliminar as toxinas
espinheira-santa, 153
carqueja, 147

Enjoos de origem estomacal
espinheira-santa, 153

Enjoos
camomila, 146

Enxaquecas de origem hepática
boldo-do-chile, 145

Estimulante da lactação
erva-cidreira, 151
erva-doce, 152

Estimulante do sono
boldo-do-chile, 145
camomila, 146
erva-cidreira, 151

Estimulante geral
chá-preto, 150

Estresse
camomila, 146

Evitar a formação de gases intestinais
espinheira-santa, 153

Evitar pedra na vesícula
boldo-do-chile, 145

Excesso de ácido úrico
boldo-do-chile, 145
quebra-pedra, 156

Excesso de colesterol
chá-preto, 150
chá-verde, 148

Fadiga física e mental
chá-mate, 149

Falta de apetite
camomila, 146
boldo-do-chile, 145
carqueja, 147
chá-mate, 149
erva-doce, 152

Falta de suor
chá-mate, 149

Febre
camomila, 146
erva-cidreira, 151
erva-doce, 152

Fermentação gastrointestinal
espinheira-santa, 153

Flatulência
camomila, 146
erva-cidreira, 151

erva-doce, 152
espinheira-santa, 153
hortelã, 154
macela, 155

Fornecer boas doses de vitaminas e sais minerais
chá-verde, 148

Fraqueza
chá-mate, 149

Gases estomacais
boldo-do-chile, 145
camomila, 146
carqueja, 147
erva-cidreira, 151
erva-doce, 152
hortelã, 154

Gastrite
carqueja, 147
espinheira-santa, 153

Gota
boldo-do-chile, 145

Icterícia
boldo-do-chile, 145
erva-doce, 152

Impotência sexual
chá-mate, 149

Inapetência
macela, 155

Inflamação da bexiga
quebra-pedra, 156

Inflamação da vesícula biliar
boldo-do-chile, 145

Inflamação intestinal
camomila, 146

Inibir a formação de pedras na vesícula e nos rins
chá-verde, 148

Insuficiência hepática
boldo-do-chile, 145
carqueja, 147
chá-mate, 149
erva-doce, 152

Intestino preguiçoso
boldo-do-chile, 145

Intoxicações alimentares
chá-preto, 150

Limpar o intestino
erva-doce, 152

Má digestão
hortelã, 154
boldo-do-chile, 145
camomila, 146
carqueja, 147
espinheira-santa, 153
macela, 155

Micção dolorosa
quebra-pedra, 156

Náuseas
camomila, 146
hortelã, 154

Nefrite
camomila, 146
macela, 155

Nervosismo
camomila, 146
erva-cidreira, 151

Normalizar a função da tireoide
chá-verde, 148

Anexo

Obesidade
chá-verde, 148

Pressão baixa
chá-mate, 149

Prevenir as cáries
chá-verde, 148

Prisão de ventre ocasional
camomila, 146
chá-mate, 149
carqueja, 147

Problema na bílis
boldo-do-chile, 145

Proteger o coração
Chá-verde, 148

Reforçar os vasos sanguíneos
chá-verde, 148

Regularizar as funções do aparelho digestivo
camomila, 146

Ressaca alcoólica
boldo-do-chile, 145

Retardar o envelhecimento
chá-verde, 148

Retenção urinária
quebra-pedra, 156

Sensação de empachamento causada por acúmulo de gases
hortelã, 154

Tensão nervosa
erva-cidreira, 151

Tensões pré-menstruais
camomila, 146

A cura que vem dos chás

Transtorno gastrointestinal em geral
boldo-do-chile, 145

Transtornos da menopausa
camomila, 146

Vômitos
erva-doce, 152
hortelã, 154

Índice geral

Sumário, 7

Introdução, 9

I - Chás simples por infusão, 11
    Abacateiro, 11
    Açafroa, 13
    Alecrim, 15
    Alfavaca-cravo, 16
    Alfazema, 17
    Aluman, 19
    Arruda, 20
    Artemísia, 21
    Assa-peixe, 22
    Boldo-do-chile, 23
    Cajueiro-vermelho, 26
    Camomila, 27
    Capim-santo, 30
    Castanha-da-índia, 31
    Coentro, 32
    Colônia, 33
    Erva-baleeira, 34
    Erva-cidreira, 35
    Erva-doce, 37
    Espinheira-santa, 40
    Eucalipto medicinal, 41

Funcho, 42
Gengibre, 44
Goiabeira-vermelha, 45
Guaçatonga, 46
Guaco, 47
Hortelã-japonesa, 48
Hortelã-pimenta, 49
Hortelã-rasteira, 50
Jatobá, 52
Laranjeira, 52
Limoeiro, 53
Losna, 54
Louro, 55
Macela, 56
Macela-da-terra, 57
Malva-santa, 58
Maracujá, 59
Mentrasto, 61
Milho, 62
Mulungu, 63
Pitanga, 64
Sabugueiro, 65
Sálvia, 66
Sena, 67
Sete-sangrias, 68

II - Chás simples por cozimento, 69
   Alcachofra, 69
   Alcaçuz, 70
   Anis-estrelado, 71
   Azeitona-roxa, 72
   Bardana, 73

Cajueiro-roxo, 74
Canela, 75
Carambola, 76
Carqueja, 77
Cavalinha, 79
Chambá, 81
Chapéu-de-couro, 81
Cumaru, 83
Graviola, 83
Insulina, 85
Jatobá, 85
Jucá, 86
Maracujá, 87
Melão-de-são-caetano, 88
Mororó, 89
Pata-de-vaca, 90
Pau d'arco-roxo, 91
Pega-pinto, 92
Quebra-pedra, 93
Sálvia, 95
Torém, 96

III - Chás simples por maceração, 97
Alho, 97
Aluman, 98
Ameixa, 98
Arruda, 99
Cáscara-sagrada, 100
Dente-de-leão, 100
Malva-santa, 101

IV - Chás compostos, 103
    Abacateiro, chá-mate e cabelo-de-milho, 103
    Abacateiro, goiabeira-vermelha e pitanga, 104
    Abacateiro e cabelo-de-milho, 105
    Açafroa e camomila, 105
    Alecrim e boldo-do-chile, 106
    Alecrim e erva-cidreira, 107
    Alho e limoeiro, 108
    Assa-peixe, bardana e erva-de-bicho, 109
    Camomila e erva-cidreira, 110
    Camomila e erva-doce, 111
    Camomila e eucalipto medicinal, 112
    Camomila e hortelã-japonesa, 113
    Camomila e laranjeira, 114
    Camomila, maracujá e mulungu, 115
    Camomila, maracujá e sálvia, 116
    Capim-santo e flores da laranjeira, 117
    Cavalinha, cabelo-de-milho e quebra-pedra, 118
    Cavalinha, capim-santo e carqueja, 119
    Cavalinha, graviola e carqueja, 120
    Cavalinha, sena e carqueja, 121
    Erva-cidreira e hortelã-japonesa, 122
    Erva-cidreira, maracujá e flores da laranjeira, 123
    Erva-doce e erva-cidreira, 124
    Erva-doce, mentrasto e louro, 125
    Gengibre e canela, 126
    Hortelã-japonesa e erva-doce, 126
    Hortelã-japonesa e espinheira-santa, 127
    Hortelã-pimenta e eucalipto medicinal, 128
    Hortelã-pimenta e sabugueiro, 129
    Macela, cascas da laranja amarga e carqueja, 130

Macela-da-terra, cascas de laranja amarga e carqueja, 131
Malva-santa e macela-da-terra, 132
Maracujá e camomila, 133
Maracujá e hortelã-japonesa, 134
Maracujá e laranjeira, 135
Maracujá e mulungu, 136

V - Chás com mel, 137
    Açafroa, 137
    Agrião, 138
    Alface, 138
    Assa-peixe, 139
    Chambá, 140
    Cumaru, 141
    Gengibre, 142
    Guaco, 142
    Laranjeira, 143
    Tomilho, 144

VI - Chás de caixinhas, 145
    Boldo-do-chile, 145
    Camomila, 146
    Carqueja, 147
    Chá-verde, 148
    Chá-mate, 149
    Chá-preto, 150
    Erva-cidreira, 151
    Erva-doce, 152
    Espinheira-santa, 153
    Hortelã, 154
    Macela, 155
    Pata-de-vaca, 155
    Quebra-pedra, 156

VII - Chás aperitivos, 157
   Canela, 157
   Capim-santo, 157
   Erva-cidreira, 158
   Erva-doce, 159
   Hortelã-japonesa, 159

VIII - Informações aos usuários dos tratamentos com os chás, 161
   Definições gerais, 161
   Informações complementares, 167
   Chá por infusão (tipo abafado), 169
   Chá por cozimento (tipo de fervura), 169
   Chá por maceração, 169
   Tempo dos chás, 169
   Chá por maceração, 169
   Doses dos chás, 169
   Posologia, 170
   Para obter a máxima assimilação do chá, 170
   Extração dos princípios ativos pelos chás, 170

Anexo, 177

Outros nomes populares das plantas medicinais constantes deste livro, 179

Bibliografia consultada, 185

Chás e suas indicações, 191

Indicações, males e seus respectivos chás, 203

Coleção Medicina Alternativa

– *Câncer tem cura!*
Frei Romano Zago, OFM
– *A cura que vem dos chás*
Carlos Alves Soares
– *As plantas medicinais como alternativa terapêutica*
Carlos Alves Soares
– *As frutas que curam*
Carlos Alves Soares
– *Nutrição e fitoterapia – Tratamento alternativo através das plantas*
Eronita de Aquino Costa
– *Nutrição e frutoterapia – Tratamento alternativo através das frutas*
Eronita de Aquino Costa
– *Verduras e legumes que curam*
Carlos Alves Soares
– *Própolis – Muito além de um antibiótico natural*
Walter Bretz

Conecte-se conosco:

f facebook.com/editoravozes

◯ @editoravozes

🐦 @editora_vozes

▶ youtube.com/editoravozes

🟢 +55 24 2233-9033

www.vozes.com.br

Conheça nossas lojas:

www.livrariavozes.com.br

Belo Horizonte – Brasília – Campinas – Cuiabá – Curitiba
Fortaleza – Juiz de Fora – Petrópolis – Recife – São Paulo

  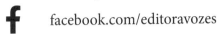 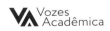

EDITORA VOZES LTDA.
Rua Frei Luís, 100 – Centro – Cep 25689-900 – Petrópolis, RJ
Tel.: (24) 2233-9000 – E-mail: vendas@vozes.com.br